Immanuel Schwank

Schmerzfrei leben von Kopf bis Fuß

SCHMERZFREI LEBEN

ISBN 978-3-9802389-8-4

Satz/Repro/Cover: Fotosatz Kretschmann GmbH., 83043 Bad Aibling
Druck und Bindung: DELO tiskarna, Ljubljana, Slowenien
Fotos: fotolia; Techniker Krankenkasse, Avalon, Prolana

Gedruckt auf recyclebarem Papier

Immanuel Schwank

Schmerzfrei leben von Kopf bis Fuß

Rasche Hilfe bei Nacken-, Rücken- und Gelenkschmerzen

Klaus Oberbeil Verlag

INHALT

VORWORT

Mit meinem Ratgeber *»Schmerzfrei leben von Kopf bis Fuß«* will ich Ihnen ein umfassendes und zusammenhängendes Grundlagenverständnis über die ganzheitliche orthopädische Medizin und ihre Umsetzung bei uns im Schwarzwald MedicalResort Obertal näher bringen. Die Grundlagen dafür basieren auf meinem Fachwissen und resultieren aus der Erfahrung von dreißig Jahren funktioneller Physiotherapie. Ich will damit aufzeigen, wie eine kompetente und moderne Klinikstruktur den Bereich der Physiotherapie vollwertig und nahezu gleichberechtigt in das medizinische Gesamtkonzept integriert und verknüpft.

Viele ältere Menschen sind heutzutage, trotz immer besserer medizinischer Informationen über die Medien, durch die gewaltige Anzahl von Diagnosen- und Therapieverfahren überfordert und verunsichert, bei der Entscheidung, was für sie und ihre Gesundheit das Beste ist. Überall wird von Behandlungsleitlinien und Therapiestandards gesprochen. Trotzdem muss der Mensch mit seinem individuellen Problem bei allen Betrachtungen im Mittelpunkt aller Überlegungen und Bemühungen stehen.

Dieser Grundsatz wird vor allem bei uns im Schwarzwald MedicalResort Obertal konsequent verfolgt, weil hier Ärzte und Therapeuten auf Augenhöhe agieren, um dem im

Zentrum der medizinischen Dispositionen stehenden Patienten zu helfen. Dies ist sicherlich keine Selbstverständlichkeit in unserem Gesundheitssystem. Zwar reden alle von der Partnerschaft Arzt, Therapeut und Patient, aber in der konsequenten Umsetzung zeigen sich in vielen Bereichen große Mängel und Defizite.

Vor allem der Begriff ***»Patientenmanagement«*** findet in vielen Bereichen der Medizin oder unseres Gesundheitssystems allgemein sehr wenig Berücksichtigung. Die Gründe dafür sind sicherlich nicht Unwissenheit, sondern vielmehr die Tatsache, dass das »Management des Patienten« ein Umdenken bezüglich der medizinischen Dienstleistung erforderlich machen würde. Alles in Allem möchte ich anmerken, dass ein gutes Patientenmanagement Vertrauen schafft, das wiederum Compliance garantiert. Die vertrauensvolle aktive Mitarbeit des Patienten ist ein großer zusätzlicher Garant für erkennbare und für den Patienten nachvollziehbare Therapierfolge.

Der zweite wichtige Grundsatz lautet, Hierarchien abzubauen und dafür fachkompetente und interdisziplinäre Kooperationen aufzubauen, um durch gegenseitige Akzeptanz und Wertschätzung ein positives Klima des Vertrauens und der Verbindlichkeit innerhalb der Fachkreise zu schaffen. Hierzu ist es erforderlich, dass Arzt und Therapeut die gleiche Sprache sprechen. Ärzte sollten physiotherapeutisches Denken und Handeln verstehen, aber auch die Physiotherapeuten ihrerseits müssen die diagnostischen sowie therapeutischen Maßnahmen der Ärzte kennen und die übergeordnete Verantwortung des Arztes respektieren und verstehen.

Nach über dreißigjähriger intensiver Beschäftigung mit meinem Beruf als Physiotherapeut und mit der orthopädischen Medizin sehe ich diesen komplexen strukturellen Hintergrund als eine der wichtigsten Voraussetzungen, damit sich medizinisches Handeln voll und ganz auf den Patienten konzentrieren kann.

In diesem Ratgeber werden viele von Ihnen ihre gesundheitlichen Probleme wiedererkennen und gute Lösungsmöglichkeiten für ihre Beschwerden und Einschränkungen finden. Dazu erhalten Sie einen Einblick in den weltweit aktuellen Wissensstand der modernen Orthopädie, bewährte Tipps und Ratschläge, wie Sie bei sich zu Hause vorbeugen können, um ihre Gelenke, Muskeln oder Knochen durch einfache Übungen zu kräftigen. Mit meinem Physio-Programm, bestehend aus Bewegung, gesunder Ernährung und bestimmten Ruheeinheiten, sind Sie in der Lage, Ihren Bewegungsapparat zu regenerieren und zu verjüngen, Schmerzen zu lindern und abzubauen, um von Kopf bis Fuß schmerzfrei zu leben. Das wünscht Ihnen von Herzen,

*Ihr **Immanuel Schwank,** Physiotherapeut*

SCHMERZFREI LEBEN VON KOPF BIS FUSS

Jedes Gelenk ist ein Wunder der Natur. Auch unser Rückgrat, jeder einzelne unserer Muskeln und unserer Knochen. Noch erstaunlicher aber ist, in welch vollkommener Ordnung alle diese Teile unseres Bewegungsapparats zusammenwirken, unterstützt von Bändern, Sehnen und Nerven. Freilich hat die Natur Milliarden Jahre Zeit gehabt, solche Wunderwerke im Laufe der biologischen Evolution zu entwickeln. Insbesondere seit rund 400 Millionen Jahren, als die ersten Säugetiere entstanden. Es scheint aus heutiger Sicht immer wahrscheinlicher, dass Schimpansen und der heutige moderne Mensch in der Entwicklung der Hominiden einen gemeinsamen genetischen Ursprung haben. Hierfür spricht der Genotyp, die Summe aller Gene der noch lebenden verschiedenen Affenarten, die sich immer noch zu 98 Prozent mit unserem deckt. Diese Menschenaffen liefen damals wie auch heute auf vier Armen bzw. Beinen. Erst mit der Entwicklung und endgültigen Aufrichtung des Homo erectus vor etwa 1,5 Millionen Jahren begann die große Ära des Homo sapiens.

Der aufrechte Gang, die Erweiterung des Gehirns durch die Großhirnrinde und die Sprache unterscheiden uns von jeglicher Art von Wirbeltieren, obwohl wiederum alle Wirbeltiere ihren gemeinsamen Ursprung im Mesozoikum, dem mittleren Erdzeitalter hatten.

Doch auch dieser Entwicklungsprozess der Aufrichtung und des aufrechten Ganges vollzogen sich nicht von einem Jahr aufs andere, sondern er benötigte viel Zeit. Der Bewegungsapparat musste sich in seinen einzelnen Teilen diesem Evolutionsprozess genetisch anpassen. Gene mutierten, um z. B. mitzuhelfen, den Gesäßmuskel anzulegen, um ihn im Hüftgelenk strecken und aufrichten zu können. Die Füße mussten einem flächigen Bodenkontakt angepasst werden, die Hände entwickelten sich mit dem Gehirn zusammen zu filigranen Greifwerkzeugen, die gelernt haben, die kreativen Gedanken des Gehirns in Kunst, Werkzeug oder Waffen umzusetzen. Aber einer der wichtigsten Aspekte in der biologischen Evolution des Menschen ist und bleibt der Intellekt und die Entwicklung des Gehirns. Nicht nur das Gehirnvolumen hat sich während der Evolution von 350 Gramm bei den Altweltaffen auf heute ca. 1350 Gramm des modernen Menschen vergrößert, es kam ein ganz wichtiger und für den Menschen entscheidender Gehirnabschnitt dazu, nämlich das Großhirn, der Bereich des Gehirns, der es uns erlaubt zu denken, bewusst

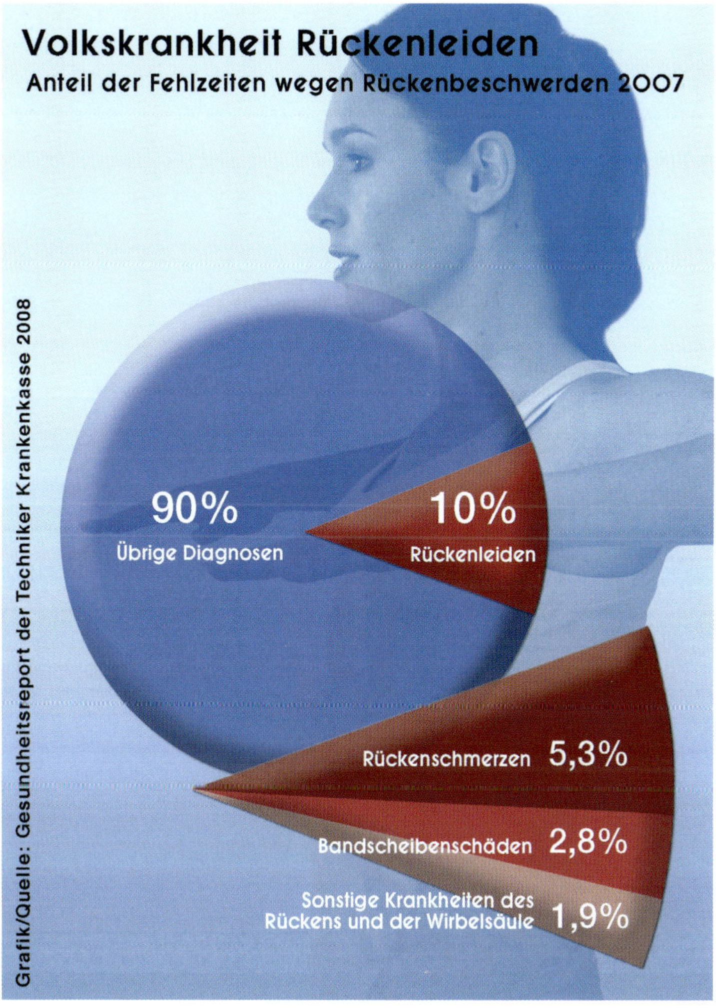

Kostenfaktor Nr. 1:
jährlich 75 Millionen ausgefallene Arbeitstage

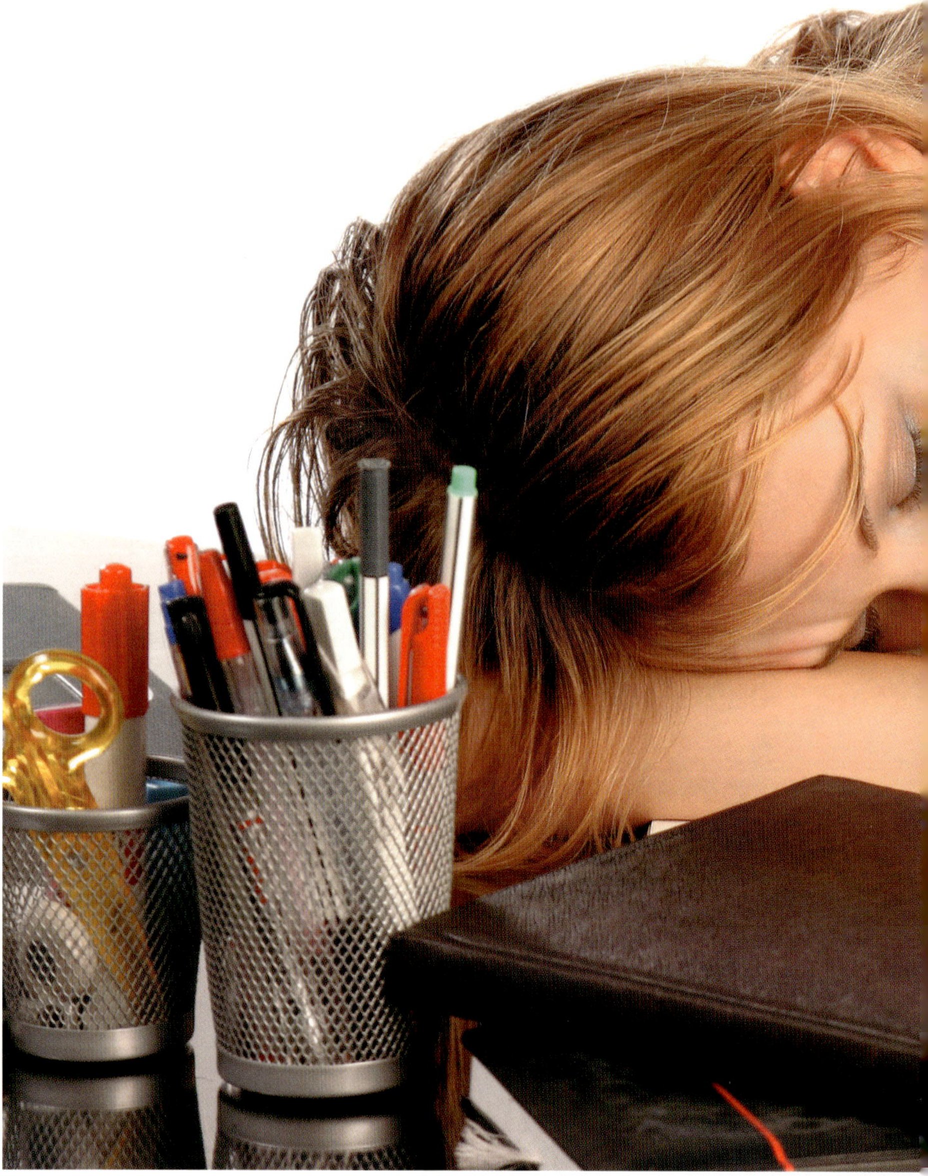

Arbeitsstress, gekrümmte Haltung:
Hauptursache für Rückenschmerzen

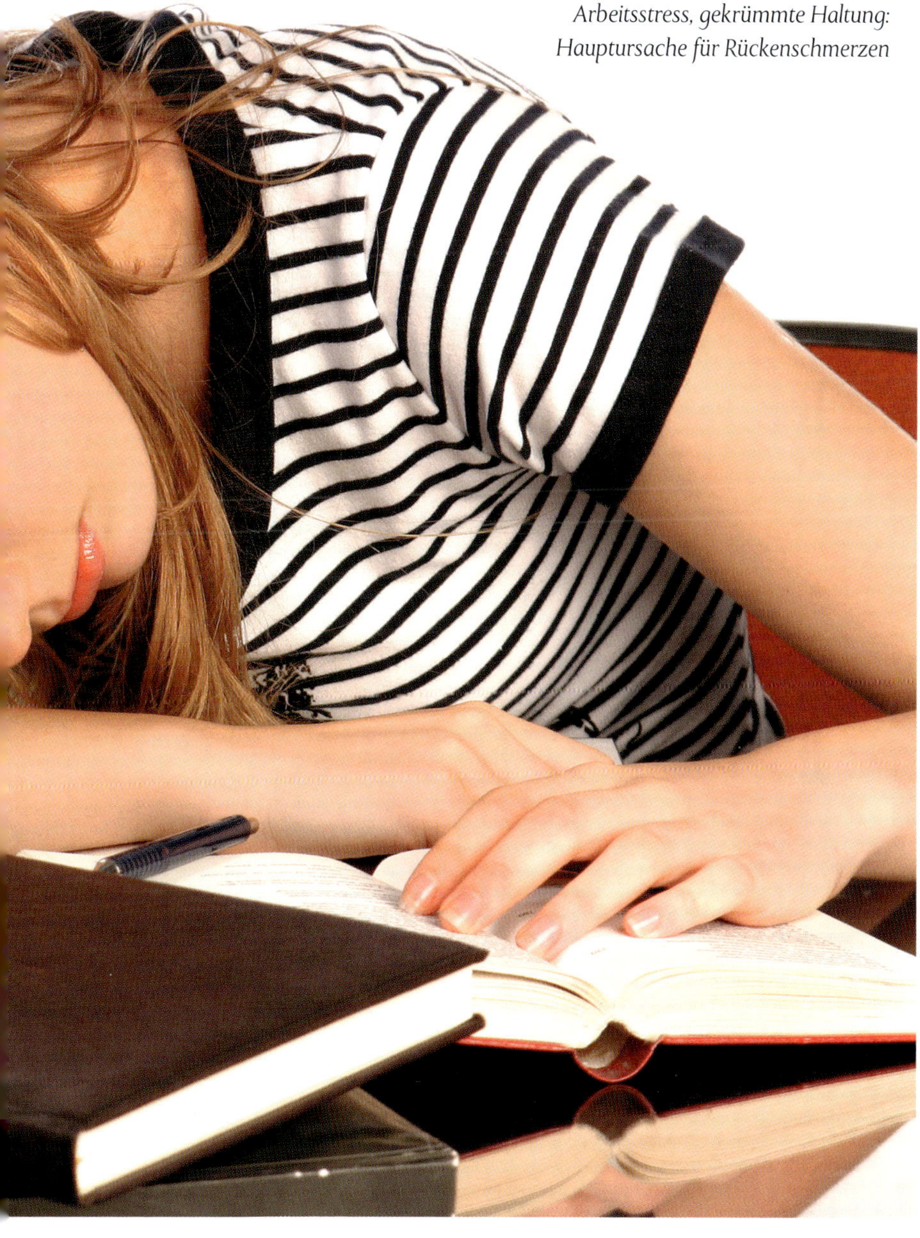

zu handeln und intelligente Überlebensstrategien zu entwickeln. Hierzu waren wiederum die Beine sowie der aufrechte Gang zur Flucht erforderlich und auf der anderen Seite die Hände zum Verteidigen oder zum Gestalten.

Für die gesamte motorische Entwicklung, auch der komplexesten Bewegungsmuster, war eines von zentraler Bedeutung, nämlich unsere Wahrnehmung, mit den Augen, den Ohren, dem Geruchsinn, aber auch mit der Haut und mit dem ganzen Körper. Die Wahrnehmung des Körpers oder der Bewegung im Raum ist heute mehr denn je ein elementarer therapeutischer Aspekt in der Physiotherapie. Ohne Wahrnehmung keine Aufrichtung gegen die Schwerkraft, keine kontrollierten und zielgerichteten Bewegungen, keine Gleichgewichtsreaktion und kein kontrollierter Krafteinsatz bei allem, was wir tun oder tun wollen. Ohne unsere Sinnessysteme und ein Gehirn, das uns bei der Bewusstmachung behilflich ist, hätten wir es in der Entwicklung nicht so weit geschafft. Unsere letzten Verwandten, vielleicht auch Vorfahren, der Homo sapiens neandertalensis oder einfach Neandertaler, der bis vor 30.000 Jahren lebte, hatten letztlich unseren Körperbau. Die typischen Baumerkmale sind nach wie vor erhalten. Doch Evolution und Entwicklung bleiben nicht stehen. Gerade die Veränderung unserer Haltung und Bewegung durch die

Industrialisierung und Motorisierung der letzten 200 Jahre sind nicht unbedingt zu unserem Vorteil gewesen.

BEWEGUNGSMANGEL & FEHLERNÄHRUNG

Bis vor nicht allzu langer Zeit kam der Bewegungsmechanismus des Menschen mit den alltäglichen Herausforderungen gut zurecht. Doch dann änderten sich zusehends Ernährung und Lebensweise. Heute überlassen wir die Bewegung dem Auto, der Bahn, dem Aufzug oder der Rolltreppe. Und unsere Ernährung ist oft so katastrophal nährstoffarm, dass unseren Gelenkknorpeln oder der Knochenmatrix gerade mal ein paar armselige Brösel an Vitaminen oder Spurenelementen bleiben. Zu wenig, um sich kraftvoll und gesund zu entwickeln. Hinzu kommt, dass wir zumindest tagsüber mehr sitzen als stehen. Am Schreibtisch, vor dem Bildschirm, am Lenkrad. In oft gekrümmter, verbogener Haltung, die sich beim Stehen und Gehen erst so richtig optisch dokumentiert. Auch jeder noch so kleine Haltungsfehler führt zu einer Belastung für Gelenke oder Wirbelsäule, mitunter zur Dauerbelastung, über Jahre, Jahrzehnte hinweg. Bereits in den sechziger Jahren haben russische Forscher darauf hingewiesen, dass stereotype Haltungsmuster und monotone Bewegungen über längere Zeit hinweg unabdingbar zu Überlastungssyndromen führen.

Wir geschulten Physiotherapeuten erkennen, z. B. auf der Straße, in der Fußgängerzone, mit einem Blick haarsträubende Haltungsfehler von Frauen, Männern, aber auch schon von Heranwachsenden oder gar von Kindern. Kaum ein Mensch, der aufrecht, gelöst und natürlich-dynamisch dahinschreitet, so wie es die Natur ihm vorgegeben hat.

So kommt es zwangsläufig dazu, dass Menschen unter Schmerzen leiden. Als Physiotherapeut habe ich inzwischen über fünfzigtausend Patienten untersucht – die Ursachen ihrer Beschwerden waren fast immer die gleichen: Bewegungsmangel, Fehlernährung, sitzende Tätigkeit usw. Oft sind unerträgliche Schmerzen die Folge, in Bandscheiben, im Hüftgelenk, im Halsbereich. Inzwischen leiden in Deutschland mehr als neun Millionen Erwachsene zeitweise oder ständig unter Schmerzen im Bewegungsapparat. Gottlob kann den meisten Betroffenen geholfen werden, wenn in dem von mir entwickelten Physio-Check erst die eigentlichen Reizfelder der Schmerzentwicklung analysiert sind.

DER LANGE WEG ZUM AUFRECHTEN GANG

Vor rund vier Milliarden Jahren war die Erde noch ein recht trostloser Planet: kahles Gestein, dampfig-neblige Ursuppen nebst grauem Schlamm und Geröll. Nirgendwo eine Spur von Leben. Doch im ständigen Wechsel von Tag und Nacht keimte bereits das Mysterium der Natur. Im Meer entstanden Einzeller, so genannte Protozoen, primitive Organismen, die von Wissenschaftlern als »erste Tiere« bezeichnet werden, weil sie sich bereits von anderen Zellen oder von Nahrungspartikeln ernährten. Diese erstaunlichen Zellwesen produzierten Verdauungsenzyme, mit denen sie Bakterien und Plankton zersetzten. Und sie verfügten über mikroskopisch winzige Pumpen, mit denen sie Wasser aufsaugten und wieder abstießen, um ihren Wasserhaushalt konstant zu halten. Einzeller verfügten also schon damals über Eigenschaften, die auch für unsere rund 70 Billionen Körperzellen unerlässlich sind.

Im Laufe der Jahrmillionen entwickelten sich unablässig neue Formen von Einzellern, schließlich mehrzellige Wesen, Algen oder Pilze, die im Behauptungskampf neue Gene entwickelten und größer wurden.

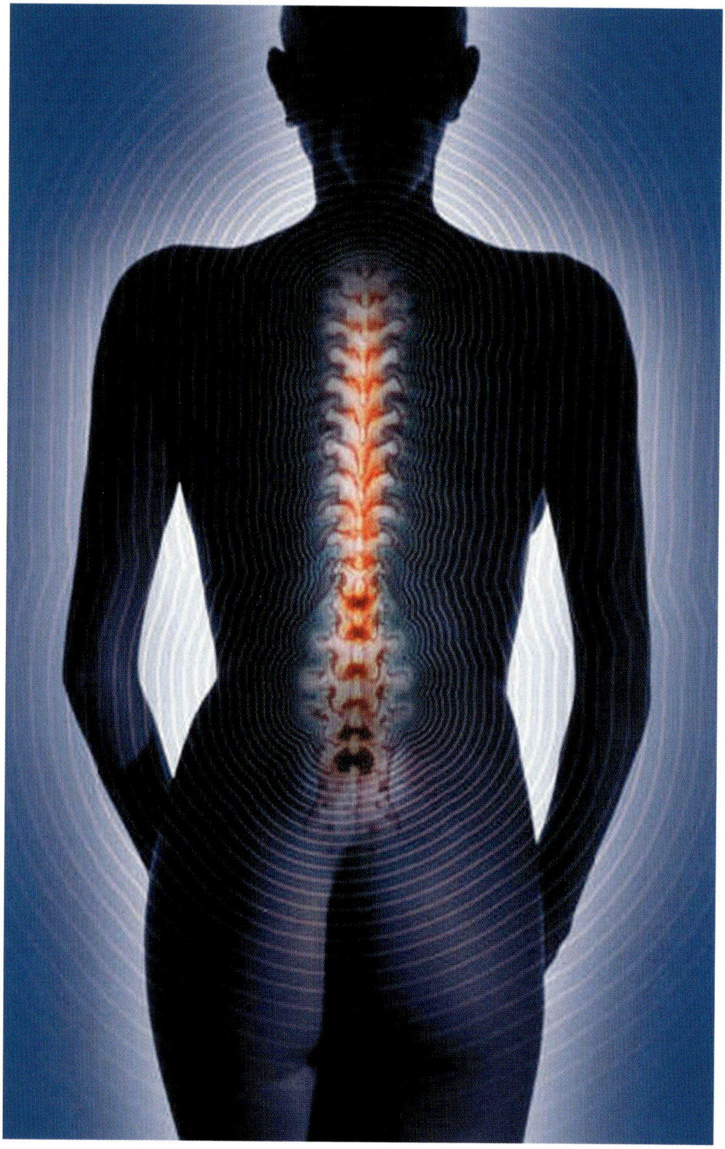

Unsere Wirbelsäule:
perfekt aber verletzlich

So entstanden in den Ozeanen hochwüchsige Pflanzen, die schließlich an Land drängten, Bewegungsmuster und tierähnliche Formen entwickelten. Die Zelle selbst aber, als kleinster Bestandteil aller Lebewesen, blieb in ihrer Basiseinheit unverändert. Ein eigenständiges Wesen, im Verbund mit allen anderen Zellen, geprägt und abhängig von der Umgebung auf unserem Planeten. Interessantes Beispiel: Unser Blut, unsere Lymphe, beziehungsweise überhaupt alle unsere Körperflüssigkeiten enthalten immer noch dieselben oder ähnliche Kompositionen an Salzen, wie sie im Ozean herrschen – nämlich 0,9 Prozent. Wenn wir Muskel- oder Gelenkprobleme haben, kann dies mit dem entgleisten Wasserhaushalt zusammenhängen, einem aus der Balance geratenen Säure-Basen-Haushalt, mit der Folge, dass Zellen Wasser verlieren und somit ihr Stoffwechsel absinkt. Bei meiner Tätigkeit stelle ich immer wieder fest, dass Beschwerden mitunter abklingen, wenn lediglich die natürlichen Elektrolyt-Kompositionen im Körper wiederhergestellt und der Wasserhaushalt bilanziert wird.

VITAMINE SPENDEN LEBEN

Als vor Milliarden Jahren die Erde noch ein öder, lebloser Planet war, gab es Mineralien im Überfluss: Kalzium im Kalk, Magnesium, schweflige Phosphordämpfe, Kupfer, Zink, Eisen, Natrium und Chloride als Salzbestandteile des Wassers, Silizium in der Kieselerde, Kobalt, Vanadium oder Nickel. Doch dies waren alles tote Metalle oder Gase, genau so tot wie ein rostiger Wasserhahn aus Eisen oder der Kalk, der sich in unserem Wasserkocher ablagert. Als Bausteine blühenden Lebens auf Erden eigneten sich diese Elemente nicht.

Die Natur mag darüber recht unzufrieden gewesen sein. Doch dann keimte in ihr die wohl grandioseste Idee: die Erfindung der Vitamine. Dies sind organische Moleküle, die sich unter anderem als Coenzyme an Mineralien binden, die daraufhin innerhalb Hundertstelsekunden selbst zu springlebendigen Substanzen werden und den Stoffwechsel in Schwung bringen. Mit der Entwicklung der Vitamine öffneten sich die Perspektiven für einen unermesslichen Reichtum an Leben auf der Erde. Kriechtiere entstanden, Reptilien, Vögel, Säugetiere – und schließlich auch wir Menschen. Vitamine sind Lebensspender, die wir – von Ausnahmen abgesehen – unbedingt mit der täglichen Nahrung zu uns nehmen müssen.

UNSERE ZELLEN ÄHNELN DENEN DER PFLANZEN UND TIERE

Da wird schon klar, dass ein Mangel an Vitaminen auch dazu führen kann, dass Mineralien und Spurenelemente, aber auch Eiweißbausteine, Kohlenhydrate oder Fettsäuren nur unzureichend ihre Stoffwechselkräfte entfalten können, so z. B. in unserer Wirbelsäule, in den Knochen, Sehnen oder Nerven. Was vor vielen Millionen Jahren den Stoffwechsel von Pflanzen und Tieren in Schwung gebracht hat, gilt unverändert für unseren Bewegungsapparat. Deshalb können wir von Tieren viel lernen, wie sie sich bewegen, ernähren, wie sie für Schlaf- und Ruhephasen sorgen.

Schließlich waren wir Menschen selbst vor nicht allzu langer Zeit Tiere – hervorgegangen aus den Einzellern der Ursuppe und in der biologischen Evolution über Primaten bis hin zu unserem heutigen Erscheinungsbild. Unsere Zellen gleichen denen der Pflanzen oder der Tiere, sie haben alle dieselbe Grundstruktur. Zellen in einem Fuchs, einer Amsel, einer Eidechse oder einer Giraffe unterscheiden sich nur unwesentlich von Zellen in unseren Schultergelenken, den Bizepsmuskeln, den Halswirbeln oder den Schienbeinknochen. Mein Behandlungsprinzip lautet demnach, den Bewegungsapparat meiner Patienten aus dem Gesamtzusammenhang der biologischen Evolution zu begreifen und zu behandeln.

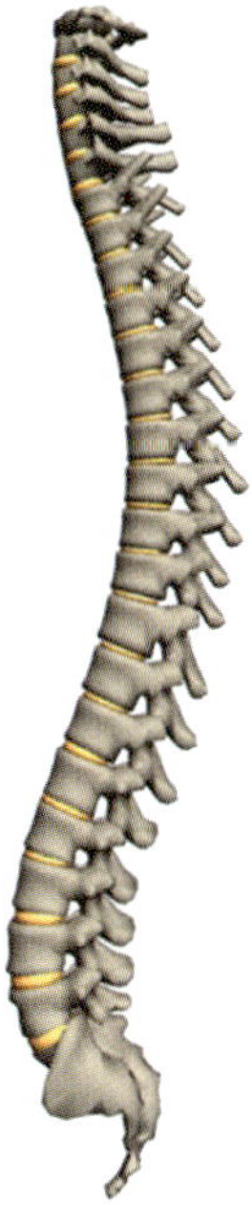

Das zentrale Achsenorgan: die Wirbelsäule

FASZINIERENDE KÖRPERZELLE

- *Jede einzelne unserer Zellen besteht aus zwei bis drei Millionen Einzelteilen. Sie ist ein lebendiges, betriebsames Gebilde, vergleichbar mit einer Großstadt wie z.B. Berlin.*
- *Zellen sind durch eine ölig-feuchte so genannte Plasmamembran geschützt, die Fremdkörper abwehrt.*
- *Ihr Inneres ist mit Wasser gefüllt, bzw. regelrecht vollgepumpt. Gesund ernährte Zellen bestehen bis zu 88 Prozent aus Wasser.*
- *In Ribosomen, bakterienkleinen Protein-Werkstätten, werden Zellmoleküle für den Stoffwechsel hergestellt.*
- *Mitochondrien, kleine Brennkammern, verheizen Glukose oder Fettmoleküle zu Zellenergie.*
- *In winzigen Lysosomen bauen spezielle Enzyme Schadstoffe und Zellmüll ab, der anschließend abtransportiert wird.*
- *In Bläschen, den so genannten Vesikeln, speichert die Zelle vorsorglich wichtige Substanzen, die für sie lebensnotwendig sind, wie z.B. Hormone oder Enzyme.*
- *Wichtigster Teil der Zelle ist freilich ihr Kern, der in eine eigene Schutzmembran eingehüllt ist. Hier sind unsere Chromosomen eingebettet, die Erbanlagen, in Genen, die auf dem langen Fadenmolekül der Desoxyribonukleinsäure aufgereiht sind. Diese Gene aktivieren sämtliche Stoffwechselvorgänge in der Zelle und im ganzen Körper, wie z.B. die Synthese von Gelenkschmiere, das Wachstum von Muskeln, das Ausheilen*

von Wunden, den Einbau junger Knochenmasse oder die Nervenfunktion im Bereich der Wirbelsäule.

Durch unendlich winzige Poren verschicken die Gene aus dem Zellkern heraus täglich Milliarden Signalstoffe ins große wässrige Zellinnere. Diese Signalstoffe – Wissenschaftler bezeichnen sie als Boten-Ribonukleinsäuren – verteilen dann im Auftrag der Chromosomen die Befehle für den Bau spezieller Eiweißmoleküle, die wiederum Stoffwechselvorgänge aktivieren, wie etwa den Bau von Knorpelmasse in Gelenken.

Da wird schon klar, dass Beschwerden oder Schmerzen im Bereich des Bewegungsapparats häufig davon herrühren, dass relevante Gene blockiert sind. Dies kann durch eine chronisch ungesunde Körperhaltung geschehen, durch einen Mangel an bestimmten Biostoffen oder auch durch zu wenig Ruhephasen oder Schlaf. Innovative Physiotherapeuten sehen ihre Therapie am Patienten also naturgemäß in größeren Zusammenhängen, ausgehend von den Genen in den Zellkernen bis hinein etwa in Gelenke oder Wirbelkörper.

Das große, wassergefüllte Innere der Zelle, das so genannte Zytoplasma, ist durchsetzt von einer unermesslich reich verästelten Vielfalt an Kanälen und Transportwegen. Aus der extrazellulären Flüssigkeit, in die alle Zellen eingebettet sind, beziehen die Zellen ihre Nährstoffe, und sie geben ihre Schad- und Abfallstoffe auch wiederum an sie ab.

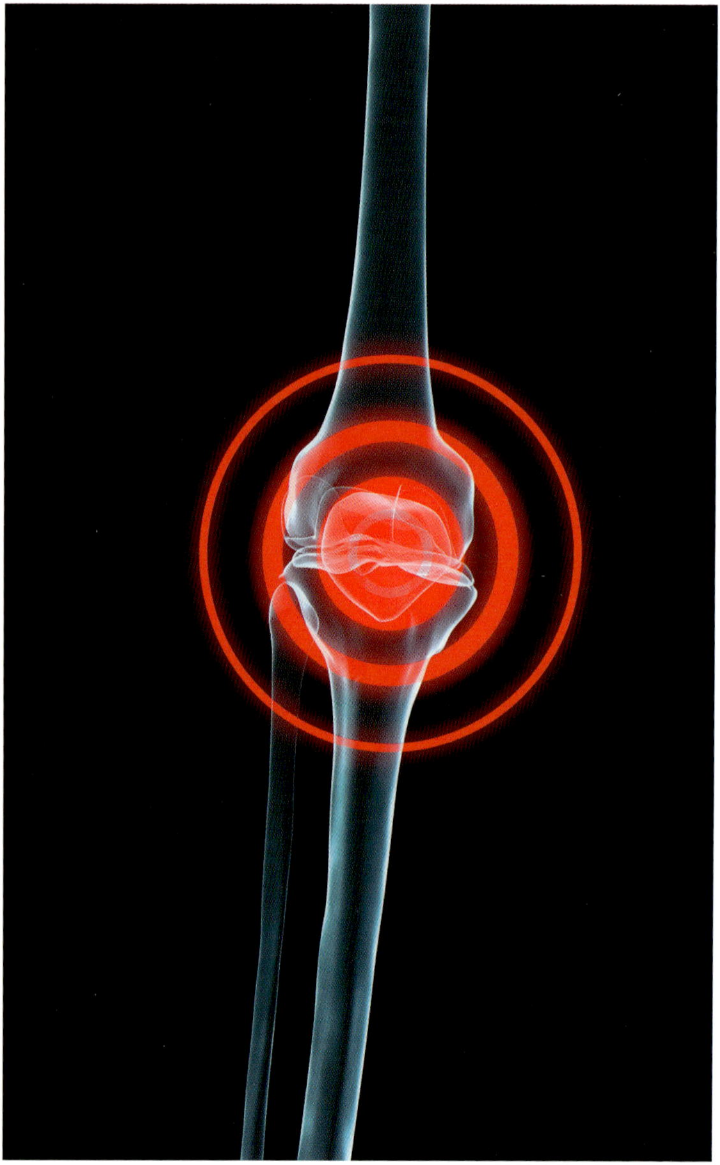

Problemzone Kniegelenk:
empfindliche Einheit aus Knochen, Knorpel und Weichteilen

UNSERE GELENKE: FLEXIBEL UND BELASTBAR

Die Entwicklung jeder einzelnen Tier-, Pflanzen- oder Menschenzelle ist bereits ein Meisterstück der Natur. Als aber größere Lebewesen entstanden, kam es zwangsläufig zu weiteren Herausforderungen. Wenn Geschöpfe eine gewisse Körpergröße erreichten, mussten sie durch ein Knochengerüst gestützt sein. Sie mussten sich aber auch schnell und geschmeidig bewegen können. Dafür wurden Gelenke benötigt, die so konstruiert waren, dass Knochenenden nicht aneinander rieben, sodass es nicht zu Entzündungen und Schmerzen kam. Diesen selbstgestellten Evolutionsauftrag hat die Natur in vollendeter Weise gemeistert. Jedes Gelenk ist ein perfekter Mechanismus, entwickelt, gereift und perfektioniert in vielen hundert Millionen Jahren.

WORAUS GELENKE BESTEHEN

Zwischen den Knochenenden, so z.B. im Kniebereich, befindet sich der Gelenkspalt. Die Gelenkoberflächen sind mit dem weichen Gelenkknorpel überzogen. Kompakt abgeschlossen und geschützt wird das Gelenk durch die Gelenkkapsel, die innen aus schleimhautähnlichem Bindegewebe, außen aus festem Bindegewebe besteht. Verstärkt wird das Gelenk durch flexible, aber kräftige Bänder, die sich – je nach Art des Gelenkes – außerhalb der Gelenkkapsel befinden können (wie z.B. das Außenband im Kniegelenk) oder aber auch im Inneren der Gelenkhöhle (wie z.B. das Kreuzband im Kniegelenk). Gelenke müssen also einerseits selbst bei starker Belastung Knochenenden voneinander abhalten, andererseits aber auch wiederum fest zusammenbinden. Sehnen aus parallelfaserigem, widerstandsfähigem Bindegewebe stützen Gelenke zusätzlich.

So ein »Körperscharnier« muss natürlich wie ein Stoßdämpfer wirken, vor allem dann, wenn beim Springen, Tragen oder Stemmen erhebliche Kräfte darauf einwirken. Knifflige Konstruktionsaufgaben waren für die Natur also im Laufe der Evolution zu lösen: Knochenenden auseinander halten, gleichzeitig aber fest zusammenbinden – und auch noch massive Druck- und Stoßeinwirkungen abpuffern. Mit der Synovial-Flüssigkeit, der Gelenkschmiere, hat die Natur auch diese brenzlige Aufgabe gemeistert. Aus dem Inneren der Gelenke heraus entstehen allerdings die meisten Beschwerden – und auch Schmerzen.

GELENKSCHMIERE: PERFEKT, ABER EXTREM VERLETZLICH

Die so genannte Synovia, oder Gelenkschmiere, wird von Zellen der Synovialis in der Innenschicht der Gelenkkapsel synthetisiert und ins Gelenkinnere abgegeben, als fadenziehende, gallertartige Flüssigkeit, die Eiweiß, Fetttröpfchen, Zelltrümmer und Hyaluronsäure enthält.

Diese Hyaluronsäure, ein schleimartiges Kohlenhydrat, ist überall in unserem Körper wichtiger Bestandteil der Grundsubstanz unseres Bindegewebes, eine interzelluläre Kittsubstanz, die sich in der Haut und in den Knochen findet, aber auch im Glaskörper unserer Augen.

Ein Mangel führt zwangsläufig zu Entzündungen im Gelenk, weil Knochenenden nicht mehr ausreichend gegeneinander abgepuffert werden können.

Arthritis (Gelenkentzündung) oder Arthrose (degenerative Gelenkerkrankung) entstehen häufig durch einen Mangel an Hyaluronsäure, verursacht durch Fehlernährung oder andere Faktoren, wie z. B. Fehlbelastung. Gleichzeitig zählt Hyaluronsäure zu den empfindlichsten Körperflüssigkeiten, sie wird durch freie Radikale allzu schnell angegriffen und zerstört. Deshalb ist für uns Physiotherapeuten der Aufbau eines kräftigen Immunsystems beim Patienten eine wichtige Voraussetzung für die Behandlung.

ZELLEN BRAUCHEN SCHWEFEL

Von ganz alleine funktioniert so ein sensibles Gelenk nicht als natürlicher Stoßdämpfer. Zu diesem Zweck benötigt es Substanzen, die wie ein Schwamm erhebliche Mengen an Wasser und Salzen aufsaugen und auch behalten können, in der Gelenkschmiere ebenso wie im Knorpel. Chondrozyten, das sind Knorpelzellen, synthetisieren Glykosaminoglykane, große Moleküle, die aus Eiweiß und Kohlenhydraten bestehen und wichtiger Bestandteil von Bindegewebe im ganzen Körper sind. Ebenso wie unsere Knorpel oder die Gelenkschmiere dient Bindegewebe schließlich auch als schützendes Polster, so etwa unter der Haut, um die Gefäße oder die Organe herum.

Bei diesen Substanzen gibt es wiederum verschiedene Untergruppen, so z. B. Chondroitin- oder Glucosaminsulfat, die Schwefel enthalten, ohne den Wasser im Körper nicht gebunden werden kann. Das Mineral wird überall dort gebraucht, wo Glanz und Geschmeidigkeit entstehen, wie in der Haut, in den Finger- und Zehennägeln oder den Haaren. Im Gegensatz zu anderen Mineralien oder Spurenelementen kann man Schwefel allerdings nicht als Nahrungsergänzung einnehmen, der Mineralstoff wird stets nur huckepack von einem Eiweißstoff ins Gewebe transportiert. Es wundert nicht, dass Frauen oder Männer, deren Haar und Nägel

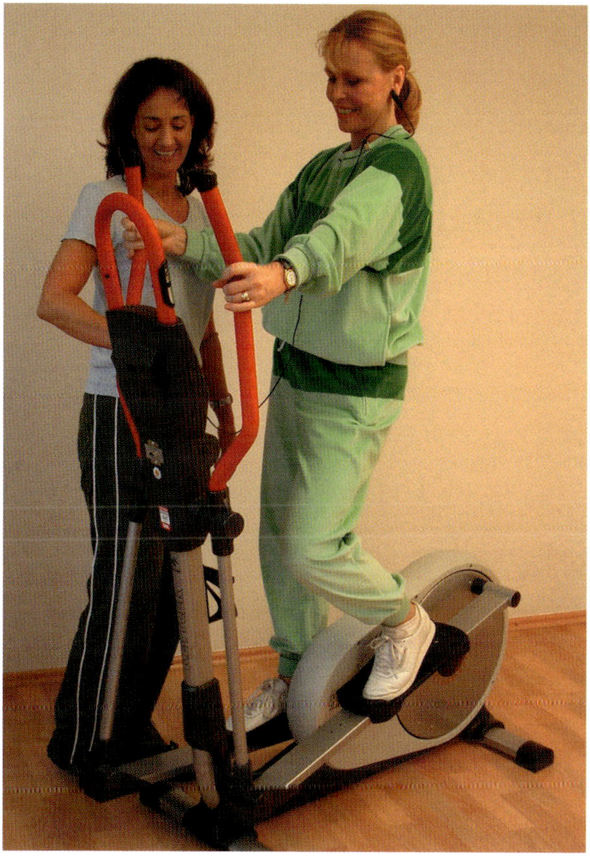

Kontrollierte Belastung auf dem Crosstrainer

brüchig und deren Haut trocken und rissig ist, häufig auch unter Gelenkproblemen leiden. Dies ist ein weiterer Hinweis darauf, dass ich meine Patienten mit Schmerzen am Stütz- und Bewegungsapparat im Schwarzwald MedicalResort Obertal nicht isoliert behandele, sondern stets im ganzheitlichen Zusammenhang nach den Kriterien moderner orthopädischer und komplementärer Medizin.

SCHWEFEL & WASSER - DIE GUTEN FREUNDE

Ganz klar, dass Gelenken ihre Puffer- und Stoßdämpferqualität abhanden kommt, je weniger Wasser von den schwammartigen Glykosaminoglykanen aufgesaugt und festgehalten werden kann. Dann reiben Knochenenden aneinander, es kommt zu Entzündungen und zwangsläufig zu Schmerzen. In Arztpraxen werden derlei Symptome häufig mit entzündungshemmenden Medikamenten oder auch nur mit Schmerztabletten behandelt. Die helfen auch kurzfristig, lindern aber nur die Symptome, beseitigen nicht die eigentlichen Ursachen.

Die eigentlichen Ursachen werden häufig auch gar nicht erkannt, nicht selten auch aufgrund der Behandlungseile, die in den Arztpraxen heute herrscht. Um herauszufinden, weshalb ein Patient oder eine Patientin unter schmerzenden Hüftgelenken leidet, unter Bandscheibenproblemen oder einem chronisch steifen Nacken, benötige ich ausreichend Zeit. Die Ursachen der Beschwerden liegen oft im Verborgenen, so dass ich ihnen nur durch verfeinerte Diagnose- sowie Analysemethoden und besondere Untersuchungstechniken auf die Spur komme. Mögliche Ursachen sind mannigfaltig, und sie können auch auf mannigfaltige Art und Weise zusammenwirken:

- falsche, unnatürliche Körperhaltung
- Immundefizit

- Probleme im sozialen Umfeld
- Mangeldurchblutung in Gelenken
- Fehlernährung mit Nährstoffmangel
- einseitige Belastung
- Genussgifte, wie Zigaretten, Kaffee oder Alkohol
- zu salzreiche Kost
- Arzneimittel
- zu wenig Ruhephasen oder Schlaf
- Bewegungsmangel
- Allergien
- Übergewicht
- Medikamente wie z. B. Antibiotika

Ich selbst habe in meiner langen Zeit als Physiotherapeut Zehntausende Frauen und Männer untersucht und behandelt, mit Hilfe des von mir entwickelten Physio-Checks und verfeinerten Analysemethoden Ursachen von Beschwerden entschlüsselt, ehe die Therapie einsetzte. Meine Erkenntnis aus Jahrzehnten Therapieerfahrung lautet: Ganz alleine auf sich gestellt tun sich die Betroffenen schwer, sich von Schmerzen zu befreien, etwas gegen ihre Arthritis oder eine schleichende Arthrose zu tun. Je eher sie sich für eine sorgfältige, individuelle Untersuchung wie einen Physio-Check entscheiden, desto besser ist es für sie.

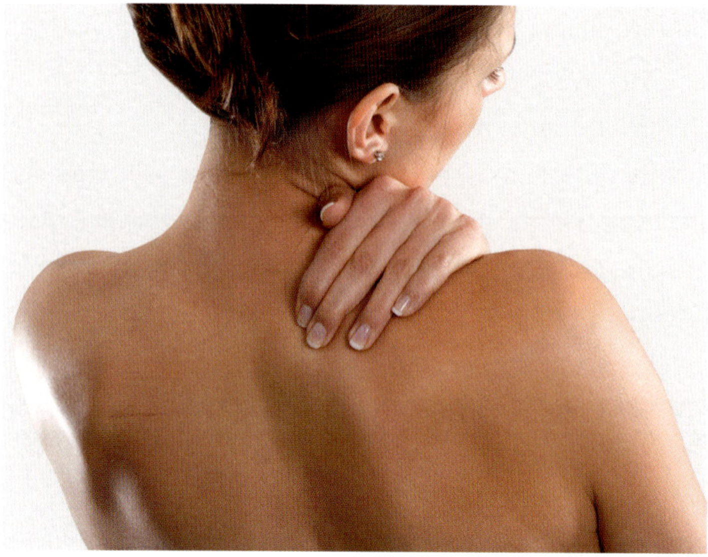

Akute Nackenschmerzen strahlen häufig in Schulter und Arm aus

DIE HÄUFIGSTEN GELENKKRANKHEITEN

Weil jeder Mensch ein Individuum ist, weil Ursachen so vielfältig sein können, und, nicht zuletzt, weil es die verschiedensten Arten von Gelenken gibt, entstehen naturgemäß unterschiedliche Gelenkerkrankungen. Die dann wiederum auch ihrer Anamnese entsprechend behandelt werden müssen. Abgesehen von erblich bedingten Beschwerden oder solchen, die durch traumatische Einwirkungen, wie z. B. durch Brüche, Stürze usw., entstanden sind, kann man Gelenkerkrankungen in zwei große Hauptgruppen einordnen: Arthrose, die degenerativen

Gelenkerkrankungen einerseits, und Arthritis, die Gelenkentzündungen andererseits.

Eine Rolle für den Physiotherapeuten spielt natürlich auch, um welche Gelenkform es sich handelt. Damit wir Menschen die Herausforderungen unseres Alltags meistern können, sind wir mit unterschiedlichen Gelenken ausgestattet:

- Kugelartige Gelenke sind schalenartige Verbindungen, die Bewegungen in alle Richtungen erlauben, so z. B. im Schultergelenk.
- Bei Nussgelenken, wie z. B. dem Hüftgelenk, umschließt die Pfanne den Gelenkkopf um mehr als die Hälfte.
- Walzengelenke sind Scharniergelenke, erlauben Bewegungen lediglich in einer Ebene.
- Ellipsoid- oder Eigelenke bewegen sich um zwei Hauptachsen.
- Auch die Sattelgelenke, z. B. des Daumens, gestatten Bewegungen um zwei Achsen.
- Besonders empfindlich ist unsere Halswirbelsäule mit ihrem Gleitgelenk, bei dem weitgehend ebene Gelenkflächen zusammenwirken.
- Dann gibt es auch noch die Wackelgelenke, etwa das Kreuzbeingelenk, das mit seinen elastisch-straffen Bändern nur federnde Bewegungen zulässt.

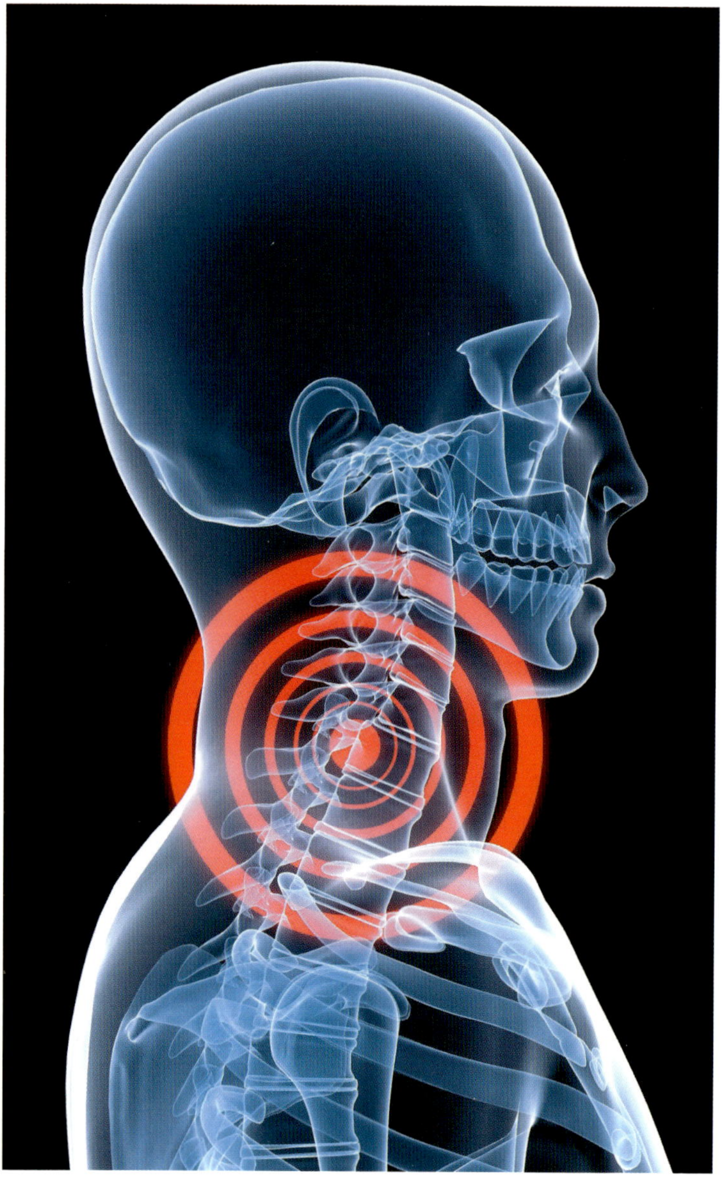

*Problemzone Halswirbel:
Hier kommt es oft zu Bandscheibenschmerzen*

Arthrose – wenn Gelenke verschleißen

Zu den häufigsten Beschwerden, die in deutschen Arztpraxen behandelt werden, zählen diese degenerativen und abnutzungsbedingten Gelenkerkrankungen. Arthrose ist längst zur Volkskrankheit geworden, mehr als sechs Millionen Menschen leiden unter entsprechenden Schmerzen, weitere rund zwölf Millionen unter immer wiederkehrenden Beschwerden – mit ansteigender Tendenz. Die Arthrose ist eine fortschreitende Krankheit, sie wird deshalb von Orthopäden unter den Begriffen primäre und sekundäre Arthrose katalogisiert. Als primäre Arthrose bezeichnet man eine beginnende Schwächung des Knorpelgewebes, als sekundäre Arthrose entzündliche Veränderungen oder auch Stoffwechselstörungen als Folge einer bereits bestehenden Gelenkschwäche.

Zunächst dünnt die Knorpelschicht im Gelenk aus, sie wird rauer, winzige Risse, so genannte Fissuren, bilden sich. Danach kann es zu Wucherungen kommen, Zellen des Bindegewebes und die Chondrozyten, die Knorpelzeilen, teilen sich übermäßig stark. Patienten registrieren dies anhand vergrößerter Gelenke, etwa von Fingergelenken. Im weiteren Verlauf der Krankheit wird dann natürlich-lebendiges Knorpelgewebe durch faserarmes Bindegewebe und minderwertigen Knorpel, sowie möglicherweise auch durch tote Knorpelzellen nach und nach ersetzt. Im weiteren Verlauf der Krankheit flachen die Knochenplatten der Gelenke ab, und es bilden sich Randwülste am Knochen, die sich unschön um das Gelenk herum aufwölben können.

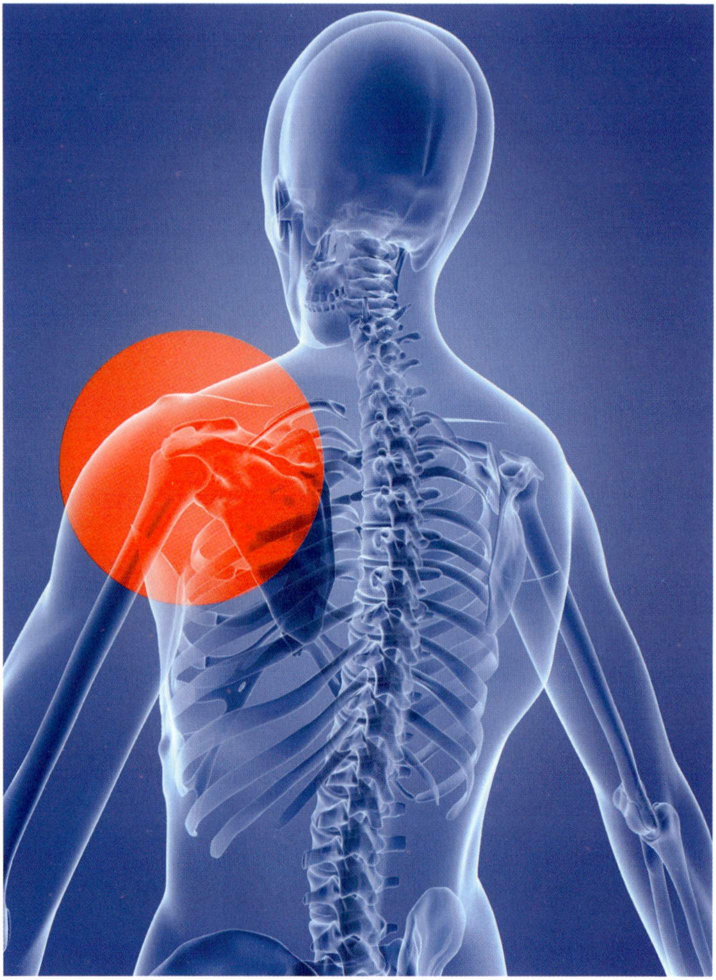

Problemzone Schultergelenk: Kalkablagerungen in der Schulter können den Schleimbeutel belasten und chronische Schmerzen auslösen

ARTHROSE-ARTEN AUF EINEN BLICK

- *Diese Abnutzungserscheinungen werden dem rheumatischen Formenkreis zugeordnet, der rund 100 verschiedene Syndrome umfasst.*
- *Nahezu jeder Mensch leidet im Alter an einer mehr oder weniger stark ausgeprägten Arthrose.*
- *Arthrosen des Handgelenks werden als Radiocarpalarthrose bezeichnet,*
- *die Arthrosen im Bereich der Kreuz- und Darmbeingelenke als Iliosakralgelenksarthrosen.*
- *Bei einer arthrosebedingten Fehlstellung des großen Zehs spricht man von einem Hallux valgus,*
- *bei einer Arthrose der Wirbelgelenke von Spondylarthrose.*
- *Omarthrose ist eine Arthrose des Schultergelenks,*
- *Cubitalarthrose eine solche des Ellenbogengelenks.*
- *Arthrosen der Fingerendgelenke werden als Heberden-Arthrosen bezeichnet,*
- *betroffene Fingermittelgelenke als Bouchard-Arthrosen.*
- *Kniegelenksarthrosen werden auch Gonarthrosen genannt,*
- *Arthrosen des Daumensattelgelenks sind Rhizarthrosen*
- *und die leider sehr häufigen Hüftgelenksarthrosen bezeichnen wir Physiotherapeuten als Coxarthrosen.*
- *Weitere Arthrosearten:*

Kiefergelenks- und Sprunggelenksarthrose.

SCHMERZEN LINDERN, BEWEGLICHKEIT ERHALTEN

Arthrosen verlaufen häufig ganz ohne Symptome. Viele Betroffene wissen gar nicht, dass sie eine solche degenerative Gelenkserkrankung haben, sie sind gewissermaßen »gesund mit Arthrose«. Bei Diagnose und Behandlung geht es vor allem darum, dass sich eine Arthrose nicht weiter entwickelt und verschlimmert. Erste Anzeichen sind Schmerzen bei Belastung oder auch Gelenkgeräusche, die von Unebenheiten der Knorpeloberfläche herrühren. Derlei Symptome sagen aber noch nichts darüber aus, inwieweit sich eine Arthrose bereits ausgeprägt hat. Meist kommt es erst dann zu einer Behandlung, wenn Gelenke schmerzen oder sich deutlich verformen. Therapieziel: Schmerzen lindern oder ganz eliminieren, sowie Beweglichkeit und Belastbarkeit des Gelenks möglichst lange erhalten.

Die Behandlung mit Arzneimitteln bleibt oft unbefriedigend, weil im Verlauf der Krankheit schmerzfreie Phasen mit Schmerzen abwechseln, Therapeut und Patient deshalb nie optimal einschätzen können, ob ein bestimmter Wirkstoff wirklich hilft oder nur temporäre Linderung verschafft. Die Arzneimittelkommission der Deutschen Ärzteschaft belegt bei Arthrose lediglich die Wirksamkeit von symptombekämpfenden Medikamenten, nicht aber von solchen, die kausal, also ursächlich

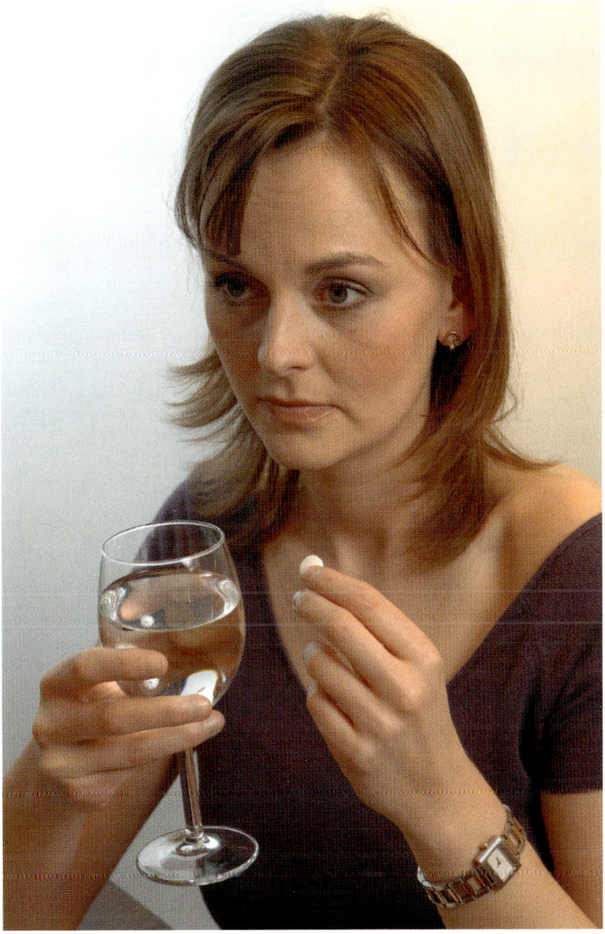

Schmerzmittel beheben nicht immer die Ursachen

wirken. Das Dilemma dabei: Patienten vertrauen auf eine permanente Schmerzstillung – ehe es nach Monaten oder Jahren für eine wirklich ganzheitlich wirksame Behandlung zu spät sein kann. Viele dieser Betroffenen landen in meiner Behandlung. Und oft denke ich mir dann bedauernd: »Wäre diese Frau, wäre dieser Mann doch nur schon eher zu mir gekommen...«

EXTREM EMPFINDLICHES KNORPELGEWEBE

Dieses druckfeste Stützgewebe besteht aus wasserreichen Chondrozyten, den Knorpelzellen, sowie einer faserreichen Grundsubstanz. Wenn Knorpelmasse verloren geht, sinkt naturgemäß die Gleitwirkung im Gelenk. Auf diese Weise können überall im Körper Arthrosen entstehen, vom Halswirbel bis hinunter zum großen Zeh. Die besondere Empfindsamkeit von Knorpelgewebe rührt vor allem daher, dass es nicht von Blutgefäßen versorgt wird. Arzneimittelwirkstoffe können dementsprechend nicht über Blutbahnen zu den Knorpelzellen vordringen.

Im Gelenk werden Knorpel von der Gelenkflüssigkeit mit Nährstoffen versorgt. Dies setzt freilich voraus, dass das Gelenk stets ausreichend mit dieser Gelenkschmiere angefüllt ist. Schon ein geringfügiges Defizit kann dazu führen, dass Gelenkknorpel unterversorgt sind. Sie schrumpfen dann, ihre Gleitwirkung nimmt ab. Aus all diesen Gründen zählen unsere Gelenke zu den empfindlichsten, verletzlichsten Körperteilen. Einseitige Belastung, etwa am Arbeitsplatz, führt oft zu einem beschleunigten Gelenkverschleiß. Bei meinen Untersuchungen bin ich immer wieder bestürzt darüber, wie viele junge Frauen und Männer an bereits ausgeprägten Arthrosen leiden.

JÄHRLICH 130.000 KÜNSTLICHE KNIEGELENKE

Häufig erhalten Arthrose-Patienten in Arztpraxen nicht-steroidale anti-rheumatische Medikamente mit Wirkstoffen wie Diclofenac oder Ibuprofen, neuerdings auch so genannte COX2-Hemmer und in schweren Fällen Opiate. Als bedingt wirksam werden salicylsäurehaltige Substanzen wie z.B. Weidenrinden-Extrakte empfohlen, lindernden Effekt können Glucosamin und Chondroitin haben, beides natürliche Bestandteile der wasserbindenden Glykosaminoglykane in der Gelenkschmiere.

Zur Therapie gehören auch kühlende oder wärmende Maßnahmen zur Schmerzbekämpfung, Krankengymnastik, Akupunktur oder, z.B. bei betroffenen Kniegelenken, Schuheinlagen. Als klinisch wenig wirksam wird die Behandlung mit Heilsalben bezeichnet, deren Wirkstoffe oft nur die Durchblutung im Hautbereich aktivieren, aber nicht tief genug in die Stoffwechselprozesse im Gelenkkörper eingreifen können. Häufig helfen derlei Maßnahmen bei Arthrose im Frühstadium, wenn lediglich Minibereiche im Knorpelüberzug, etwa in der Größenordnung von einem oder zwei Quadratzentimetern vorliegen. Die meisten Arthrose-Betroffenen befinden sich indes in einem oft weitgehend symptomfreien Zwischenstadium, erst im Spätstadium finden sie unter Schmerzen den Weg zum Orthopäden. Nach einer Untersuchung von Gelenkstruktur, Bändern und umgebenden Muskeln einschließlich bildgebender Diagnostik mittels Röntgen, Computertomographie oder moderner Magnetresonanztomographie und Arthroskopie, einer Untersuchung des Gelenkraums mit Hilfe eines speziellen Endoskops, folgt nicht selten der Einbau einer Endoprothese, also eines künstlichen Gelenks. Inzwischen werden in Deutschland jährlich rund 130.000 künstliche Kniegelenke eingesetzt.

Arthritis – wenn Gelenke entzündet sind

Unter dem Sammelbegriff Arthritis werden unterschiedliche Syndrome eingeordnet, am häufigsten so genannte rheumatische Erkrankungen, wie z. B. Osteoarthritis, die häufigste Erscheinungsform der Arthritis, bei der sowohl Gelenke bzw. Knorpel und die darunter liegenden Knochen betroffen sind. Die rheumatoide Arthritis befällt zuerst die Gelenkschmiere sowie die schützende innere Gelenkschicht. Häufig zeigt sich diese Form symmetrisch an beiden Händen und Füßen, was sie im Allgemeinen von anderen Formen der Arthritis unterscheidet, so z. B. von einer infektiösen Arthritis, die durch Bakterien oder Viren verursacht werden kann.

Die rheumatoide Arthritis ist eine meist schwerwiegende Autoimmunerkrankung, die oft mit Schwellungen, steifen Gliedmaßen und Schmerzen einhergeht. In Deutschland sind rund 800.000 Menschen davon betroffen, Frauen dreimal häufiger als Männer. Arthritis wird dem rheumatischen Formenkreis zugeordnet, sie entsteht und prägt sich aus, wenn körpereigene Substanzen vom Immunsystem als Fremdkörper wahrgenommen und dementsprechend bekämpft werden. Eine solche Fehlinterpretation im eigenen Organismus lässt sich oft nur sehr schwer beherrschen und korrigieren.

MORGENS MIT SCHMERZEN AUS DEM BETT

Meist zeigen sich die ersten Symptome nachts oder am Morgen, wenn Gelenke steif und noch nicht ausreichend durchblutet sind. Anfangs ist meist nur ein Gelenk betroffen, doch nach und nach zeigen sich Entzündungen auch an anderen Gelenken, häufig an der Hand oder an den Fingern. Weil sich die Arthritis oft übergreifend entwickelt, spricht man von einer Polyarthritis (von griechisch poly = viel). Ursachen sind äußerst schwer abzuklären, weil sie meist gar nicht im Gelenkbereich selbst liegen, sondern außerhalb, hervorgerufen durch die schwer ergründbaren Reiz- und Störmechanismen eines entgleisten Immunsystems.

Bei der Arthritis schwillt zunächst die Schleimhautschicht an, die den Gelenkknorpel nährt und aus der heraus auch die Synovial-Flüssigkeit, also die Gelenkschmiere gespeist wird. Es entsteht dann ein von Blutgefäßen durchzogenes Granulationsgewebe, der so genannte Pannus, der an diesem Bereich nicht vorgesehen ist. Schleimhautzellen proliferieren, beginnen also unnatürlich zu wuchern, bis

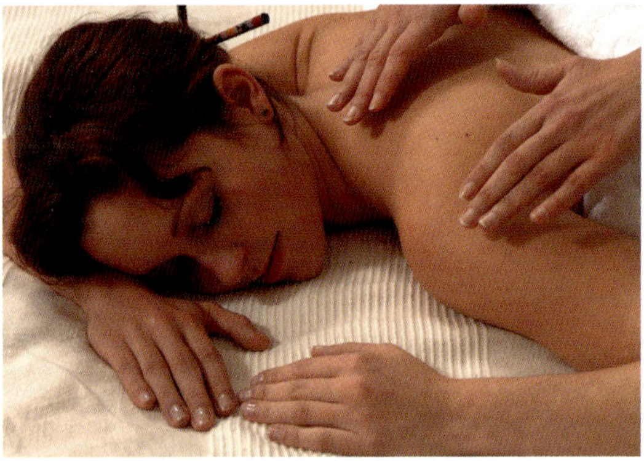

sie nach und den Knorpel überziehen, überwachsen und am Ende möglicherweise aggressiv zerstören. Als Folge davon reiben Knochen auf Knochen, Gelenk und Bänder verlieren ihren natürlichen Halt und ihre Festigkeit.

IMMER MEHR JUNGE MENSCHEN BETROFFEN

Die rheumatoide Arthritis oder chronische Polyarthritis kann sich schon in jungen Jahren entwickeln. Je eher die Betroffenen ärztliche oder therapeutische Hilfe in Anspruch nehmen, desto besser ist es. Warnsymptome sind steife Gelenke, etwa nach langem Sitzen, Gelenkschwellungen und knirschende Empfindungen oder auch Geräusche im Gelenkbereich. Therapieziel ist vorrangig, die Knorpelfunktion wieder herzustellen. Gelenkknorpel bestehen zu 65 bis 80 Prozent aus Wasser, außerdem aus Kollagen, Knorpelzellen (den Chondrozyten) und den wasserbindenden Proteoglykanen, die ihrerseits aus Eiweiß und Zucker bestehen und deren Fasern sowie

Stränge sich mit dem Kollagen zu einem maschenähnlichen, flexiblen und äußerst reißfesten Gewebe verbinden. Die Chondrozyten sorgen dafür, dass neue, junge Knorpelmasse entsteht.

Zunächst werden im Blutlaborbefund so genannte Rheumafaktoren abgefragt, die freilich häufig keine eindeutige Diagnose gewährleisten. Erkenntnisse können feingewebliche Untersuchungen der Synovia-Schleimhaut bzw. auch Laborbefunde der Gelenkflüssigkeit geben, ebenso wie Röntgenuntersuchungen.

Ärzte verschreiben oft Cremes, Salben oder Sprays, deren Wirkstoffe auf dreierlei Weise wirken, zwar nicht heilend, dafür schmerzlindernd:

1) Sie stimulieren Nervenenden, die das Gehirn von empfangenen Schmerzsignalen ablenken
2) Sie bauen den Neurotransmitter Substance P ab, der Schmerzsignale ins Gehirn versendet.
3) Und sie blockieren Gewebshormone, so genannte Prostaglandine die Entzündungen und Schmerzen verursachen können.

Eine tiefgreifende ganzheitliche Untersuchung und Behandlung ist auf diese Weise freilich nicht möglich Nur eine ganzheitliche Beurteilung des Krankheitsbilds eines Patienten kann letztlich zu einer erfolgreichen Behandlung führen.

MEISTERWERK DER EVOLUTION

Von einem bestimmten Zeitpunkt an, vor etwa 400 Millionen Jahren, gab es in der Natur einen gewissen Stillstand. Pflanzen, z.B. Bäume oder Steppengras, wuchsen immer nur bis zu einer vorgesehenen Höhe, begrenzt durch ihre genetische Konstruktion, Tragfähigkeit oder Belastbarkeit gegenüber Sonne, Hitze, Regen, Nässe, Frost oder Sturm. Tiere aber waren seit jeher beherrscht von einem aggressiven Expansions- und Migrationsdrang, von der Begehrlichkeit, neue Lebensräume zu erobern, sich im Interesse der eigenen Spezies auszubreiten. Irgendwann stieß die Beweglichkeit der Kriechtiere und kleineren Lebewesen an ihre Grenzen, Vögel und Fische waren ohnehin auf ihren eigenen Lebensraum, auf Luft und Wasser, begrenzt. Mutter Natur stand da also gewissermaßen vor einer kniffligen Frage: Wenn Tiere größer wurden, nicht nur in die Länge, sondern auch in die Höhe wuchsen, brauchten sie ein tragfähiges Gerüst, das ihnen auch ausreichend Beweglichkeit in alle Richtungen erlaubte. Großtiere, wie Giraffen, Pferde, Wölfe oder auch Dinosaurier, mussten einen ähnlich

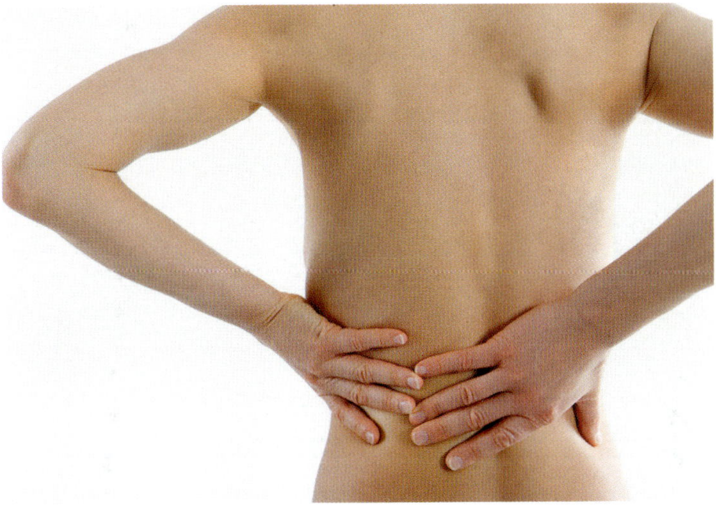

80 Prozent der Wirbelsäulenschmerzen zeigen sich in den Lendensegmenten

flexiblen Körperbau haben wie Insekten, Libellen oder Käfer. Eine solche biologische Evolution beanspruchte Zeit. Jahrhunderte, Jahrtausende, Jahrmillionen.

Das Verlangen, das Streben nach neuen Lebensräumen, stimulierte Gene in Chromosomen zu den unerlässlichen Mutationen. In der Sehnsucht nach der Eroberung neuer Lebensräume vollzog sich die Geburt oder Veränderung neuer Gene, die den Bau von Wirbelkörpern ermöglichten. Tiere wurden dann so groß, dass sie sich nicht mehr in Form von Larven oder Eiern weitervermehren konnten. Säugetiere entstanden und am Ende dieser Entwicklungsgeschichte auch der Mensch.

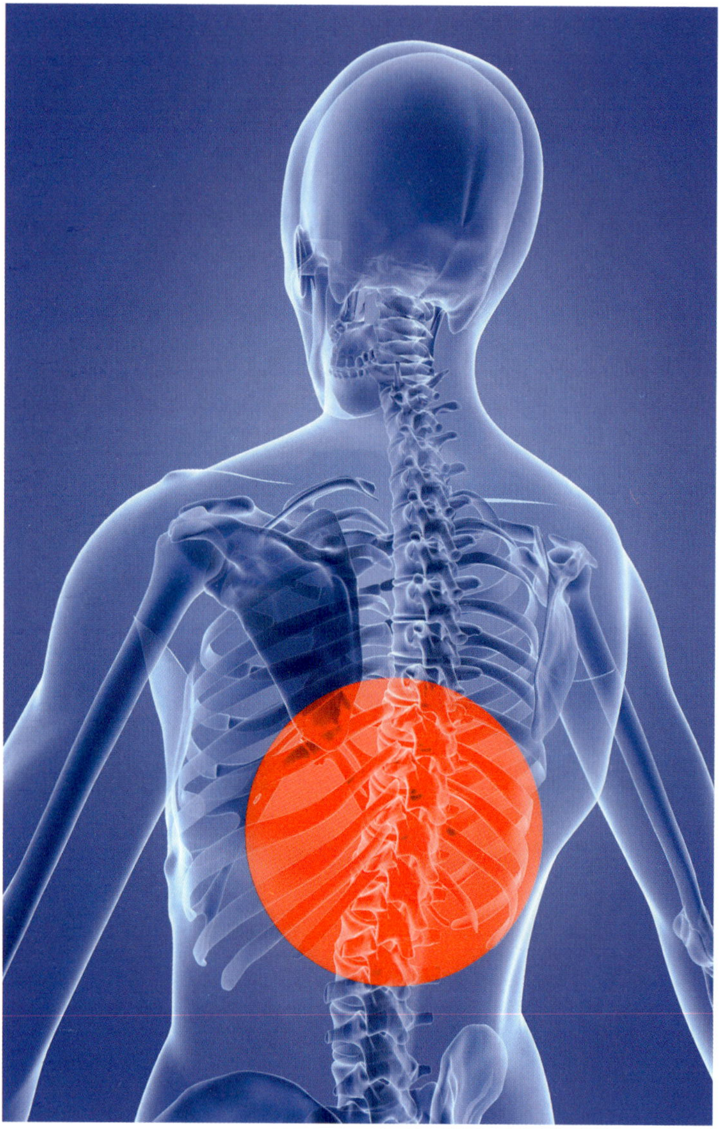

Problemzone Rückgrat:
Akute Lendenschmerzen werden meist durch Bandscheiben verursacht

VOLKSKRANKHEIT RÜCKENBESCHWERDEN

Unser Rückgrat hat sich aber in den 200.000 Jahren der Menschheitsgeschichte nicht verändert, ist immer noch den Umwelt- und Behauptungsgesetzen jener Zeit angepasst, hat sich weder in einzelnen Genen, noch in der Komposition von Muskeln, Nerven oder Knorpeln im Geringsten verändert. Verändert hat sich indes unsere Lebensweise, sie ist bestürzend arm an Bewegung, Ruhephasen und Biostoffen. So kommt es zwangsläufig zu funktionellen Störungen und zu Rückenschmerzen, die sich inzwischen zu einem Volksleiden entwickelt haben. Unsere Wirbelsäule verlangt nach ihrer genetisch verankerten Belastung und Ernährung. Wenn wir diesem Anspruch folgen, beugen wir Bandscheiben oder Wirbelproblemen vor, wir lindern und heilen Beschwerden und Krankheiten, befreien uns von der oft quälenden Last von Rückenschmerzen. Bei einem gesunden Menschen wirkt die Rückenmuskulatur wie ein festes, aber trotzdem elastisches Korsett, das den Bandscheiben Halt verleiht. Die gesamte Wirbelsäule muss demnach zwischen Hals- und Lendenwirbeln ähnlich einem Schiffsmast von Tauen fest umspannt sein.

Bereits ab dem Alter von 40 Jahren zeigen sich bei etwa der Hälfte aller Frauen und Männern im Röntgenbild degenerative Veränderungen. Eine Schwachstelle ist das Kreuz, also der untere Bereich des Rückgrats mit den Lendenwirbeln (Lumbalregion), mitsamt dem Übergang zum Kreuzbein (dem so genannten Sacrum). Dazu gehört auch das Iliosakralgelenk, die Brücke zwischen dem Kreuzbein der Wirbelsäule und dem Darmbein des Beckens. Wer wie ich, in jahrzehntelanger Praxiserfahrung, Zehntausende Patienten und Patientinnen untersucht und behandelt hat, gewinnt Einblicke in die Entstehung von Wirbelsäulenproblemen, wie sie in Büchern allein unmöglich zu finden sind. Unzähligen Menschen konnte ich durch meine Arbeit helfen, oft mittels einfacher Behandlungsmethoden, Anleitungen zur Selbsthilfe, Hinweise auf die schlimmsten »Rückgratsünden«, die immer wieder begangen werden. Im nachfolgenden Buchteil finden Sie alles über den neuesten wissenschaftlichen Standard der modernen Wirbelsäulenforschung. Und viele Ratschläge und Tipps, wie Sie sich von Verspannungen, Haltungsfehlern und Schmerzen befreien können.

FLEXIBLE ACHSE UNSERES KÖRPERS

Im Gegensatz zu Tieren, die auf vier Beinen laufen, muss die Wirbelsäule der aufrecht gehenden Spezies Mensch besonderen Anforderungen genügen. Sie muss den ganzen Tag über Stöße und Erschütterungen abfedern, die vorwiegend in der Senkrechten auf sie einwirken. Gehirn, Organe, Gelenke, Arme und Beine sind davon abhängig, dass derlei Kräfte neutralisiert werden, nicht nur tagsüber, sondern teilweise auch nachts im Schlaf. Deshalb verläuft unser Rückgrat nicht als kerzengerade Säule, sondern sie ist in eleganten Biegungen geformt:

- Die Halswirbelsäule ist leicht nach vorne gebogen,
- die Brustwirbelsäule hingegen nach hinten.
- Die Lendenwirbelsäule wölbt sich wieder nach vorne,
- Kreuz- und Steißbein nach hinten.

Von vorne betrachtet verläuft die Wirbelsäule in einer geraden Linie. Doch von der Seite gesehen zeigt sie sich in einer doppelten S-förmigen Krümmung. Rückwärtskrümmungen werden als Lordose bezeichnet, Vorwärtskrümmungen als Kyphose. Bereits ein geringfügiges Abweichen der physiologisch gesunden Krümmungen vermittelt uns Physiotherapeuten einen ersten Einblick in die Ursachen von Rückenbeschwerden. Bei nahezu 15 Prozent aller Erwachsenen ab 40 Jahren, zeigt die Wirbelsäule nicht mehr den normalen Krümmungsverlauf. Die Folge sind Haltungsfehler, die sich unausweichlich ausbauen – und natürlich Rückenschmerzen und andere Beschwerden.

DIE WIRBEL GEBEN UNS HALT

- *Normalerweise besteht unser Rückgrat aus 33 Wirbeln:*
- *7 Halswirbel*
- *12 Brustwirbel*
- *5 Lendenwirbel*
- *5 Kreuzwirbel, die zum Kreuzbein verwachsen sind,*
- *4 Steißwirbel, die zum Steißbein verschmolzen sind.*
- *Doch nur rund 40 Prozent aller Menschen weisen diese Struktur auf. Individuell zeigen sich unterschiedliche Anordnungen an verwachsenen bzw. verschmolzenen Wirbeln im Bereich von Kreuzbein und Steißbein.*
- *Bei manchen meiner Patienten entdecke ich einen sechsten Lendenwirbel oder auch einen zusätzlichen Kreuzwirbel, dafür aber lediglich vier Lendenwirbel.*
- *Mitunter zeigen sich Übergangswirbel, wie z. B. Lendenwirbel, die zum Teil oder ganz mit dem Kreuzbein verwachsen sind.*
- *Oder aber ein Halswirbel kann sich im Laufe des Wachstums nicht ganz für seine vorgesehene Funktion entscheiden, er wächst sich bereits teilweise zum Brustwirbel aus und weist zusätzlich eine Halsrippe aus.*
- *Sonderfälle finde ich häufig bei Lendenwirbeln mit ihrem Querfortsatz, der wie eine verkürzte Rippe verläuft. Dieser Querfortsatz kann verlängert sein, sodass er wie eine echte kurze Rippe aussieht.*
- *Orthopäden sprechen oft davon, dass sich unser Rückgrat aus 24 freien Wirbeln zusammensetzt, nämlich den Lenden-, Brust- und Halswirbeln.*

Alle diese Abweichungen und Sonderformen müssen unter der behutsamen Diagnose und Behandlung beachtet werden, damit es überhaupt zu Therapieerfolgen kommen kann. Sie demonstrieren immer wieder aufs Neue, dass jedes Rückgrat ein Individuum darstellt, mit ganz eigenen Anforderungen an die Behandlungsphilosophie des Physiotherapeuten.

UNSERE EMPFINDLICHEN WIRBEL

Abgesehen vom so genannten Atlas, dem obersten Halswirbel, bestehen unsere Wirbel aus den Wirbelkörpern und den daran anschließenden Wirbelbögen. Die Wirbelknochen sind hohl, bilden in ihrer zusammenhängenden Struktur einen lang gezogenen Kanal, in dem unter anderem das besonders verletzliche Rückenmark mit seinen Leben spendenden Nervenverbindungen eingebettet ist. Zwischen den Wirbelbögen tritt jeweils ein Nervenstrang, der so genannte Spinalnerv, aus dem Wirbelkanal aus und zieht z.B. in den Arm oder in das Bein. Ohne die schützende Hülle des Wirbel- und Nervenkanals sind das Rückenmark und der Nerv verständlicherweise besonders gefährdet, bei Fehlhaltungen, Schwächung der Rückenmuskulatur oder bei Belastungen durch Arbeit, Sport und Alltag.

JEDER WIRBEL HAT EINE NUMMER

- *Die Nacken- oder Halswirbel werden als cervicale Wirbel bezeichnet, vom ersten Halswirbel abwärts tragen sie die Bezeichnungen C1 bis C7.*
- *Daran schließen sich die Thorax-, also die Brustwirbel an, von Th1 bis Th12.*
- *Die besonders empfindlichen Lendenwirbel, die für viele Menschen Ursache von Schmerzen und Beschwerden sind, sind die Lumbal-Wirbel mit der Kenzeichnung L1 bis L5.*

WENN DER HALSWIRBEL STEIF IST UND SCHMERZT

Die sieben Wirbel der Halswirbelsäule sind klein und besonders zart, sie müssen den Kopf tragen, aber im Gegensatz zu tiefer gelegenen Wirbeln noch keine schweren Körperlasten stützen. Ganz klar, dass sie unter Fehlbelastung oder anderen Einflüssen, wie z. B. Kälte oder jäh einwirkenden Stößen oder Verdrehungen, besonders leiden. Zu mir in meine Behandlung kommen immer wieder Patienten, die sich bei einem Autounfall oder bei einer anderen plötzlichen Bewegung ein akutes Problem der Halswirbelsäule zugezogen haben. Die häufigsten Nackenbeschwerden werden ausgelöst durch Schlafen in der Bauchlage, durch über Kopf arbeiten verschiedener Handwerksberufe, durch lange Zahnbehandlungen, durch Haare waschen in rückwärtiger Kopfhaltung. Die Halswirbelsäule ist der empfindlichste Teil der Wirbelsäule, sie wird durch feststehende Schutzmechanismen kontrolliert. Deshalb führen Bewegungen ohne muskuläre Kontrolle zu akuten oder chronischen Funktionsstörungen mit Schmerzen.

Im Bereich der oberen Halswirbelsäule sind empfindliche Nervengeflechte eingebettet, die bei massiven Belastungen oder gar bei Verletzungen Schwindelgefühle, Kreislaufbeschwerden und sogar Ohrgeräusche wie Tinnitus auslösen können. Wenn diese empfindlichen Wirbelgelenke verkanten, kann es sogar zu Atembeschwerden kommen. Die beiden ersten Halswirbel unterscheiden sich von den übrigen Wirbeln im Rückgrat. Vom ersten Halswirbel, dem so genannten Atlas, geht ein Großteil der Beschwerden im Bewegungsapparat aus, Schmerzen, Steifheit, eine ungelenke Körperhaltung und vieles mehr. Ihm gilt bei der Therapie stets mein besonderes Augenmerk, deshalb habe ich diesem Wirbel im hinteren Ratgeber- und Behandlungsteil dieses Buches viel Platz eingeräumt.

SONDERFALL ATLAS

Dieser Wirbel besteht nicht aus einem festen Wirbelkörper, sondern lediglich aus einem Knochenring. Seine Gelenkflächen verbinden ihn nach oben mit dem Schädelknochen, nach unten ist er mit dem gesamten Rückgrat verbunden. Weil unser Kopf jedoch nach allen Seiten beweglich sein muss, ist der Atlas durch ein spezielles Gelenk mit dem zweiten Halswirbel verbunden, der in der Fachsprache als »Axis« bezeichnet wird. Dieser hat zwar eine ähnliche Struktur wie alle anderen Wirbel, an seiner Vorderkante verläuft jedoch ein kleiner, vorspringender Knochen, der als Zahn, oder der lateinischen Bezeichnung wegen als »Dens« gekennzeichnet wird. Er fügt sich anatomisch genau in die Innenseite des Knochenbogens des »Atlas« und ermöglicht auf diese Weise Drehbewegungen des Kopfes. Damit Zahn und erster Halswirbel sich nicht verschieben, ist der Dens durch ein flexibles, aber kräftiges, quer verlaufendes Band an der Atlas-Innenseite festgebunden.

Der siebente und letzte Halswirbel hat eine deutliche Vorwölbung, die man im Nacken durch die Haut gut ertasten kann. Das Rückenmark im Schutzbereich der Halswirbelhohlräume ist bereits sehr dick, vor allem im Bereich der Nervverzweigungen in die Arme hinein, ehe es übergangslos ins Gehirn übergeht. Im Bereich der Halswirbelsäule verlaufen auch leistungsfähige

Arterien als Abzweigungen der mächtigen, Leben spendenden Aorta. Sie versorgen das Gehirn mit Blut und damit auch mit allen wichtigen Nährstoffen. Bekanntlich beansprucht unser Gehirn rund ein Viertel aller aus dem Nahrungsbrei gewonnenen Biostoffe.

UNSERE BRUST- UND LENDENWIRBEL

Ihre Hauptaufgabe ist es vor allem, die Brustorgane zu schützen, insbesondere Herz und Lungen. Damit ein kräftiger Käfig entsteht, in dem die Brustorgane eingebettet sind, sind die Wirbel über ein kleines Gelenk mit den Rippen verbunden. Aus diesem Grunde sind die Brustwirbel auch nicht so beweglich wie die Hals- oder Lendenwirbel. Auch der Kanal der Brustwirbelsäule wird vom Rückenmark ausgefüllt, das sich im unteren Bereich der Brustwirbelsäule verdickt, von hier treten die leistungsstarken Nerven aus, die in die Beine führen und z.B. bei Ischias bzw. Bandscheibenproblemen so große Schmerzen bereiten können.

Besonders häufig sind Bandscheibenerkrankungen der Lendenwirbelsäule. Die fünf Lendenwirbel werden enorm durch das Körpergewicht belastet, speziell natürlich bei Übergewicht. Es sind unsere größten Wirbel, die vor allem durch seitlich einwirkende Belastungen extrem beansprucht werden können, so etwa beim Tragen, Sitzen, beim Liegen oder auch aufgrund einer chronisch ungesunden Körperhaltung. Häufig kommt es deshalb zu Verschleißerscheinungen, verbunden mit Steifheit und Schmerzen. Zwar reicht das Rückenmark vom Hals abwärts lediglich bis zu den beiden ersten Lendenwirbeln, doch hier verlassen Nerven den Wirbelkanal auf verschiedenen Routen, verzweigt und gebündelt ähnlich einem Pferdeschweif. Von Orthopäden wird dieses Nervenfaserbündel deshalb auch Cauda equina genannt (Pferdeschweif).

DIE ANATOMIE DER WIRBELKÖRPER

- *Unsere Wirbel, als Kernglieder des Rückgrats, gehören zu den empfindlichsten Teilen unseres Körpers. Je nach Position im Rückgrat hat jeder einzelne der trommelförmigen Wirbel individuelle Aufgaben.*
- *Die knöchernen Wirbelkörper müssen natürlich voneinander getrennt und abgepuffert werden. Ähnlich wie dies in Gelenken der Fall ist, wo Knochen zwar getrennt, aber doch fest und elastisch miteinander verbunden sein müssen.*
- *Für das Trennen und Polstern sorgen Zwischenwirbel, die Bandscheiben. Sie bestehen aus einer gallertartigen, aber doch kompakten Kernmasse und dem sie umgebenden festen Ring aus Knorpelfasern.*
- *Dieser Ring ist in sich selbst ein Wunder der Natur. Er setzt sich aus einem wasserreichen Innenbereich mit*

nur wenig Knorpelsubstanz und einer widerstandsfähigen Außenschale zusammen.

- *Die Faserknorpel sind nahezu unzerreißbar mit den Wirbelknochen verwachsen. Sie schützen den Gallert-Kern, der bis zu 80 Prozent oder mehr aus Wasser besteht. Dadurch funktioniert er wie ein Stoßdämpfer, der Stöße und Erschütterungen abfängt und neutralisiert, indem er die Druckbelastung möglichst gleichmäßig verteilt.*
- *Der Ring aus Faserknorpelmasse ist enorm belastbar. Unterstützt von elastisch-festen Bändern widersteht er auch starken Rotations-, Zug oder Druckbewegungen. Dies allerdings nur, wenn er in seinem physiologischen Aufbau unverletzt ist.*
- *Bei vielen Menschen sinkt jedoch der Wassergehalt des gelartigen Kerns, Bandscheiben und Wirbel werden deshalb anfälliger gegen Verletzungen. Der so genannte osmotische Widerstandsdruck der Bandscheiben lässt nach, Wirbel regenerieren und verjüngen sich nur noch unzulänglich, verlieren nach und nach ihre Elastizität.*
- *Durch den tagsüber anhaltenden Druck auf die Bandscheiben verringert sich unsere Körpergröße im Laufe des Tages um bis zu drei Zentimeter. Nachts erholen sich Wirbel und Bandscheiben wieder, morgens haben wir unsere normale Körpergröße wieder gewonnen.*

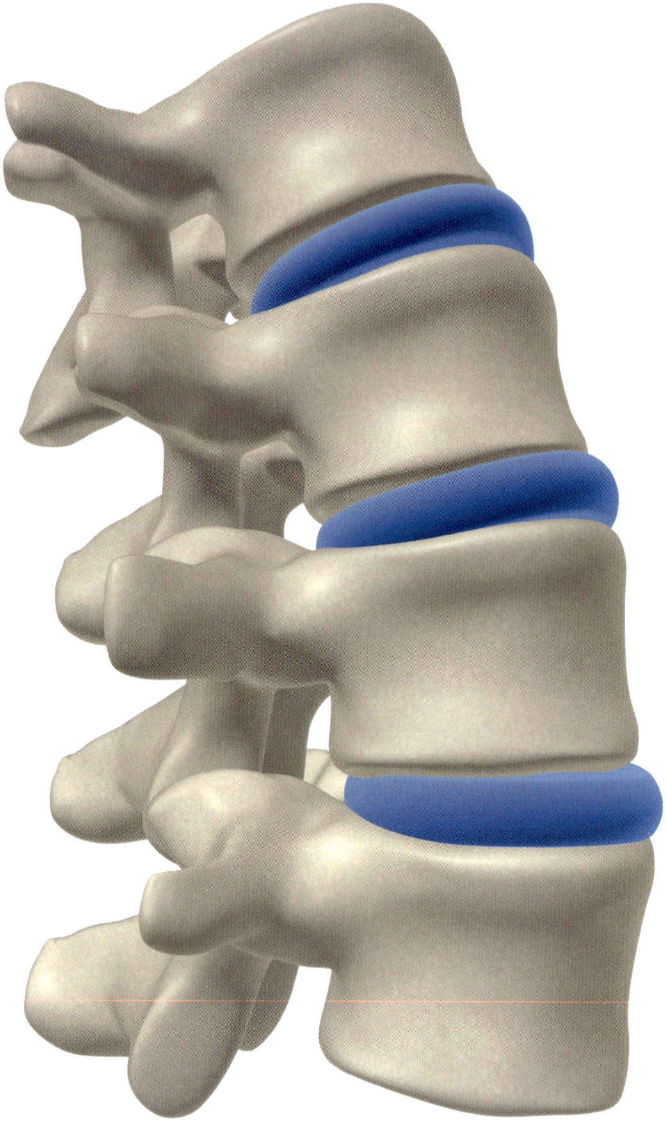

Die Bandscheiben zwischen den Wirbelkörpern können Nervenwurzeln komprimieren

KREUZBEIN UND STEISSBEIN

Sie bilden den Abschluss der Wirbelsäule. Die fünf Wirbel des Kreuzbeins sowie die dazu gehörenden Bandscheiben und Rippenrudimente sind miteinander verschmolzen, bilden somit die Einheit eines einzigen Knochens. Das Kreuzbein ist somit anatomisch sowohl Bestandteil der Wirbelsäule als auch des Beckens. Das Kreuzbein-Darmbein-Gelenk verbindet Becken und Rückgrat und sorgt für die nötige Gelenkigkeit. Unser Steißbein ist rudimentärer Bestandteil eines Schwanzskeletts, über das unsere evolutionären Vorfahren, die Schimpansen, verfügen. Es besteht aus bis zu fünf miteinander verwachsenen und knöchern verschmolzenen Wirbeln, an denen Muskeln und Bänder des Beckens ansetzen. In Höhe des ersten oder zweiten dieser Wirbel endet das in diesem Bereich nervenzellfreie Rückenmark.

VOLKSKRANKHEIT BANDSCHEIBENBESCHWERDEN

Mehr als acht Millionen Deutsche leiden mitunter oder gar ständig an Rückenschmerzen – und fast immer gelten dabei Bandscheiben als Sündenbock. Dabei sind es keineswegs immer diese scheibenförmigen Puffer zwischen den Wirbeln, die für Beschwerden sorgen, sondern häufig auch ganz andere Faktoren. Unbestritten ist jedoch, dass unsere 23 Bandscheiben als natürliche

»Stoßdämpfer« im Rückgrat extrem verletzlich sind, und dass die geringste Beschädigung beträchtliche Folgen haben kann.

Im Gegensatz zu anderen Körperteilen oder -geweben werden Bandscheiben nicht über Blutgefäße mit Nährstoffen versorgt. Bei Belastung pressen sie Wasser aus, das sie in Ruhestellung wieder aufsaugen. Dabei nehmen sie auch die Vitalstoffe auf, die sie für ihren Stoffwechsel benötigen. Sie haben also einen ganz eigenen Ernährungsmechanismus, und aus ihm erklärt sich auch die Tatsache, dass sich unsere Wirbelsäule tagsüber verkürzt und meist nachts im Schlaf wieder auf Normalmaß verlängert. Der tagsüber herrschende Belastungsdruck ist also Voraussetzung dafür, dass Bandscheiben mit Biostoffen versorgt werden. Bei Untätigkeit und sitzender Tätigkeit hingegen fehlt den Bandscheiben die Pumpfunktion für ihre Nährstoffversorgung. Sie können dann frühzeitig degenerieren und an Leistungsfähigkeit verlieren.

SIT-UPS FÜR DIE BANDSCHEIBEN

Ich empfehle deshalb ganz normale Bewegungsübungen, wie z.B. Hüftkreisen, Gehen, Treppensteigen oder Rumpfbeugen. Mit dem durch derlei Druckfaktoren in Bandscheiben eingesaugten Wasser strömen Vitamine, Eiweiß, Mineralstoffe und andere Nährstoffe in das wässrig-weiche Bandscheibengewebe ein, gleichzeitig

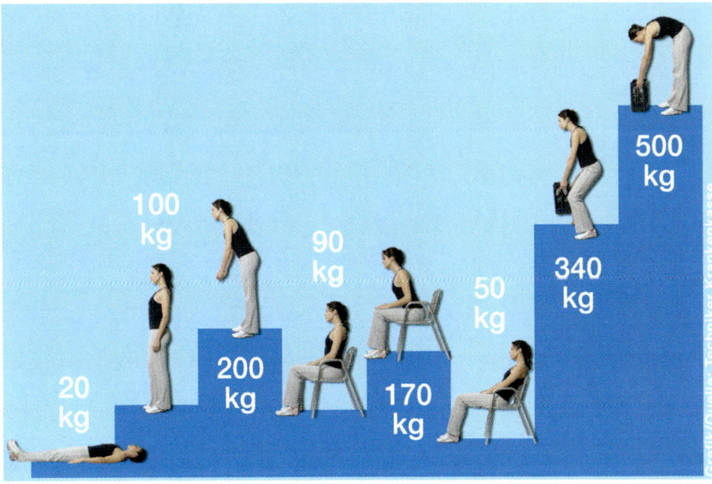

Jede Körperhaltung unterliegt einer unterschiedlichen Belastung der Wirbelsäule

werden Schad- und Abfallstoffe ausgeschieden. So bleiben die Bandscheiben gesund, es kommt nicht so leicht zu feinen Einrissen in den Faserring und zum Austreten der Gallertmasse mit der Folge eines möglichen Bandscheibenvorfalls. Wenn der Druck auf eine geschwächte Bandscheibe zu stark wird, wölbt sie sich vor, oder der Gallert-Kern tritt – wie beim Bandscheibenvorfall – aus dem Faserring heraus und drückt äußerst schmerzhaft auf Nerven im Wirbelkanal. Lesen Sie bitte auch hierüber mehr im hinteren Ratgeberteil meines Buches.

Wenn Bandscheiben jedoch bei fehlerhafter Körperhaltung einseitig oder mit seitlichem Druck belastet werden, kann es geschehen, dass sie lecken, dass sie

Wasser verlieren, das für ihre Funktion unerlässlich ist. Dieses Wasser sickert dann in die äußeren Schichten des Gewebes ein, erreicht möglicherweise darüber hinaus Nervenwurzeln und erzeugt dann Schmerzen. Der Gallert-Kern der Bandscheiben enthält chemische Substanzen, auf die Nerven mit Entzündungen reagieren können. Nervenenden werden dann besonders empfindlich, manche Dreh- oder Belastungsbewegung, die bei einem gesunden Rückgrat keinerlei Schmerzen auslöst, kann als quälend empfunden werden. Viele Betroffene meiden deshalb eine Belastung ihrer Wirbelsäule – mit der Folge, dass ihr Gewebe, ihre Struktur noch weiter degeneriert und womöglich vorzeitig altert.

NERVENZENTRUM RÜCKENMARK

Unser Nervensystem besteht aus zwei Teilen:

1) dem peripheren Nervensystem, das alle unsere Körperteile versorgt und Informationen vom Zentralnervensystem bezieht und dorthin trägt,
2) und diesem Zentralnervensystem, das aus Gehirn und Rückenmark besteht und sämtliche Vorgänge und Funktionen im Körper steuert und kontrolliert.

Als Teil des zentralen Nervensystems ist unser Rückenmark ein weiteres Meisterwerk innerhalb der biologischen Evolution. Genau wie das Gehirn auch ist es in eine nährstoffreiche Flüssigkeit eingebettet, die es zusätzlich gegen Stöße schützt. Wie das Gehirn ist es von feinen, aber harten Häuten umschlossen, außerdem durch Fett- und Bindegewebe gepolstert. Der über das gesamte Rückgrat verlaufende Strang des Rückenmarks ist dort verdickt, wo mächtige Spinalnerven austreten, um Arme und Beine nervlich zu versorgen. Nach unten hin verläuft das Rückenmark zusehends dünner, bis zu einem nur noch millimeterstarken Faden, der aus so genannten Glia-Zellen besteht. Dies sind Versorgungszellen, in die z. B. auch unsere Gehirnzellen eingebettet sind.

Unser Rückenmark können wir uns als eine Art Schaltstation zwischen Gehirn und den Sinnes- und motorischen Nerven vorstellen, es koordiniert aber auch komplizierte Bewegungsabläufe wie etwa beim Laufen oder Springen. Dafür sorgen verschiedenartige Rückenmarksstränge und Nervenzelltypen. Wichtigster Nervenreizstoff im Rückenmark ist der Eiweißbaustein Glycin, der hemmend auf so genannte Motoneuronen einwirkt, also dämpfend auf eine mögliche Überaktivität unserer Muskeln. Eine erhebliche Anzahl der Rückenmarksnerven sind glycinerg, wie Wissenschaftler es ausdrücken. Sie setzen diese Aminosäure aus dem synaptischen Spalt zwischen Neuronen frei, sorgen somit im Ruhezustand für Entspannung und Regeneration.

UNSERE MUSKELN, BÄNDER & SEHNEN

Jeder Mensch verfügt über rund 250 Muskeln, die durch Nerven, so genannte Motoneuronen gesteuert werden. Einen Teil dieser Muskeln können wir über unseren Willen beeinflussen, so z. B. die Muskeln von Fingern, Armen, Beinen oder Mund. Andere wiederum sind unserem Willen entzogen, wie etwa Muskeln, die unseren Herzschlag, die Atmung, die Verdauung oder die Tätigkeit von Organen betreffen. Über diese wichtigen Muskeln behält die Natur die Oberaufsicht, sie möchte eben unter allen Umständen vermeiden, dass wir Menschen in lebenswichtige Mechanismen eingreifen, mit Risiken, die wir nicht mehr unter Kontrolle haben.

Die Muskeln in unserem Bewegungsapparat aber führen aus, was ihnen unser Gehirn vorschreibt. Sie sind zudem ebenso wichtiger Bestandteil dieses Apparats wie auch die Wirbel, die Gelenke, Sehnen, Bänder oder Nerven. So wie gesunde Gelenke zu kräftigen Muskeln beitragen, können beanspruchte Muskeln unsere Wirbelsäule stärken. Sie tragen zu einer verbesserten Körperhaltung bei und beugen somit Rückenschmerzen vor. Unser gesamter Bewegungsapparat bildet eine Einheit,

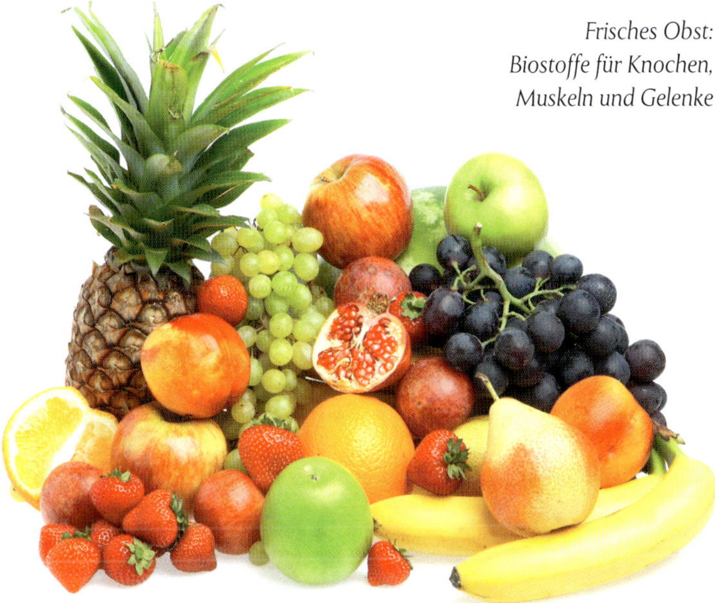

Frisches Obst: Biostoffe für Knochen, Muskeln und Gelenke

ein von der Natur auf wundervolle Weise konzipiertes System, das miteinander und ineinander wirkt, dabei den Kreislauf anregt, die Konzentrationsfähigkeit fördert und die inneren Organe gesund hält.

HUNGRIG NACH NÄHRSTOFFEN

Je nach Belastung haben unsere Muskeln einen enormen Bedarf an Biostoffen. Am leistungsfähigsten ist unser Herzmuskel, der auch dann noch tätig ist, wenn andere Muskeln ruhen, und der indirekt ebenfalls wesentlich zu unserer Beweglichkeit beiträgt. Durch meine Therapieerfahrung an mehr als fünfzigtausend Patienten und Patientinnen, stelle ich immer wieder fest, dass Frauen oder Männer an Schmerzen leiden, weil ihre Rückenmuskulatur zu schwach ist. Oft sind Muskeln deshalb geschwächt, weil Bänder oder Sehnen nicht stabil genug sind. Die Betroffenen trauen mitunter ihrer eigenen Beweglichkeit nicht mehr, verzichten auf Sport oder Fitness, richten sich nach und nach auf ein bewegungsarmes Leben ein, bei dem die Geh- und Laufwege nicht selten nur noch bis zum Sofa oder in die Tiefgarage zum Auto reichen.

BÄNDER HALTEN MUSKELN FIT

- *Diese strangförmigen oder flachen Gebilde bestehen aus flexiblem und äußerst festem Kollagen. Bindegewebszellen, so genannte Fibroblasten, verknüpfen spezielle Eiweißbausteine, wie Prolin und Lysin, zu langen Protein-Fasern, die zusätzlich mit kräftigen Elastin-Fäden zu einem leicht dehnfähigen und weitgehend unzerreißbarem Geflecht verwoben werden.*
- *Bei Eiweißmangel fehlt diesem Bindegewebe möglicherweise der Rohstoff. Die Fibroblasten brauchen außerdem viel Vitamin C (in frischem Obst und Gemüse) als Bestandteil kollagenbildender Enzyme. So erklärt sich, dass nicht Bewegungsmangel und Haltungsfehler, sondern auch Mangelernährung zu einem leistungsschwachen Bewegungsapparat und somit zu Rückenschmerzen beitragen können.*

- *In unserem Körper gibt es verschiedene Bändertypen mit unterschiedlichen Aufgaben. Verstärkungsbänder stützen und wappnen die Gelenke, wobei Haftbänder die beteiligten Knochen binden, Führungsbänder den Gelenken ihre beschränkte Bewegungsfähigkeit erlauben.*
- *Dafür, dass Gelenke nicht überdrehen, sorgen Hemmungsbänder. Die drei genannten Bändertypen sitzen sowohl außen am Gelenk, als auch im Innern, wodurch sich ihre Wirkkraft entsprechend potenziert. Kräftige Bänder sind unerlässlich für die Fitness unserer Muskeln. Für uns Physiotherapeuten ist es deshalb vorrangig, Rückenschmerzpatienten nach dem Zustand ihrer Muskeln, Sehnen oder Bänder zu untersuchen, um herauszufinden, wo die eigentliche Ursache oder auch der Keim ihrer Beschwerden liegt.*

In unserem Organismus ist alles wohlgeordnet, Aufgaben sind sinnvoll verteilt. So stellen unsere Gelenke ihre Kunstfertigkeit zur Verfügung, doch von alleine beugen, drehen oder strecken sie sich nicht. Derlei Belastungsimpulse müssen von den Muskeln kommen. Unsere Wirbel und Bandscheiben bieten ihre Elastizität und Tragfähigkeit an, doch ohne Muskeleinwirkung erlahmt ihr Stoffwechsel, und sie altern vorzeitig. Der gesamte Bewegungsapparat ist eine in Jahrmillionen gewachsene Konstruktion von einer bewundernswerten Vollkommenheit, doch ohne den Nährstoff und Wärme spendenden Kreislauf, angetrieben von einem unermüdlich fleißigen Herzen, würde er innerhalb weniger Tage oder Wochen verkümmern.

So tragen selbst periphere Muskeln, wie jene in den Finger- oder Zehengelenken dazu bei, dass sich in Kniegelenken neue, junge Knorpelmasse bildet, oder dass ausgewölbte, Schmerzen verursachende Bandscheiben nach und nach zu ihrer physiologisch gesunden Grundgestalt zurückfinden. Mein Behandlungsprinzip ist es dementsprechend, Patienten und Patientinnen, die zu uns ins Schwarzwald MedicalResort Obertal kommen, in ihrer Gesamtheit zu beurteilen. Hals- oder Knieschmerzen, Arthrose oder Arthritis keimen und entstehen fast immer durch ein ganzes Bündel an Einwirkungen und Defiziten.

INTERESSANT: DAS INNENLEBEN UNSERER MUSKELN

Die ersten muskelähnlichen Zellen entstanden auf unserem Planeten schon vor Milliarden Jahren, als sich Ein- oder Mehrzeller mittels eines primitiven Pumpsystems in den Ozeanen fortbewegten. Später entwickelte die Natur fadenartige Zellgebilde, die sich zusammenziehen und wieder strecken konnten. Erstmals wirkten hier die beiden Muskeleiweißsubstanzen Myosin und Actin mit Kalzium-Ionen zusammen. Dieses Prinzip, mit dem wir beispielsweise unsere Füße oder Augenbrauen bewegen, ist bis heute gleich geblieben: Bestimmte Moleküle entwickeln Kräfte, aus dem Abbau dieser Moleküle entstehen neue Zugkräfte. Muskelzellen von Tieren und Menschen wirken stets dadurch, dass sie an Knochen, Gewebe oder anderen Muskeln ziehen, also niemals durch Druck.

So genannte weiße Muskeln verfügen über weniger Blutgefäße und weniger roten Blutfarbstoff Myoglobin, sie speichern weniger Glukose und Fett als Energierohstoff und eignen sich dementsprechend für nur kurz anhaltende Belastungen, wie etwa bei einem Sprint oder dem Tragen schwerer Schachteln ins Obergeschoss. Sie müssen schnell wieder mit Kraft aufgetankt werden. Rote Muskeln hingegen können anhaltend belastet werden, so etwa beim Dauerlauf.

Muskeln machen etwa 40 Prozent des Körpergewichts eines gesunden Menschen aus. Sie bestehen weitgehend aus Eiweiß, aus den Aminosäuren Valin, Leucin und Isoleucin. Weil die Muskeltätigkeit für unseren gesamten Organismus Leben erhaltend ist, werden muskelaktive Eiweißbausteine aus dem Nahrungsbrei im Darm übers Blut zum Teil unmittelbar den Muskelzellen zugeführt, also nicht über den Umweg über die Leber.

SEHNEN SIND TEIL UNSERER MUSKELN

- *Sie sind deren Endstücke, mit denen Muskeln aus Knochen heraus wachsen und mit denen sie fest mit dem Knochen verbunden sind.*
- *Verständlicherweise sind Sehnen oft extrem belastet, müssen deshalb besonders reißfest sein. Sie bestehen aus in parallelen Fasern verlaufendem Bindegewebe, das äußerst fest verknüpft, vernetzt und verschweißt ist.*
- *Sehnen übertragen die Zugwirkung des Muskels auf Knochen, so etwa auch an den Gelenken oder im Bereich der Wirbelsäule. Damit wir schmerzfrei leben können, müssen unsere Sehnen ebenso kräftig sein wie Muskeln oder Bänder.*
- *Das Sehnen-Kollagen besteht weitgehend aus Eiweiß. Dies bedeutet jedoch nicht, dass unser Speiseplan viel tierisches Eiweiß enthalten sollte. Im Gegenteil: Pflanzliches Eiweiß ist bis zu 60 Mal schneller abbaubar und demnach biologisch verwertbarer als die Proteine beispielsweise in einem zähen Bissen Schweineschnitzel.*
- *Der Grund: Gemüse ist reich an Fruchtsäuren, die Belegzellen in den Magenschleimhäuten zur Abgabe von Salzsäure stimulieren. Dadurch steigen Säurewerte im unteren Magenbereich, Eiweiß wird besser vorverdaut. Bei älteren oder alten Menschen wird tierisches Eiweiß oft ungenügend verdaut, dann entstehen in tiefer gelegenen Darmbereichen Fäulnisgase, es kommt zu Blähungen, Darmkollern, Durchfall und Verstopfung.*

- *Das Bindegewebe in Sehnen benötigt für seinen Stoffwechsel, nicht anders als z. B. in Bändern, viel Vitamin C, das in Obst und Gemüse reich enthaltene Basismolekül allen Lebens auf der Erde. Die Südländer träufeln seit Jahrtausenden Zitronensaft auf ihren Fisch, weil die darin enthaltenen Fruchtsäuren dazu beitragen, dass Proteine optimal zu Aminosäuren abgebaut werden. Ohne Vitamin C werden Sehnen und Bänder unzureichend ernährt.*
- *Selbst wenn Muskeln ausreichend mit ihren speziellen Eiweißbausteinen versorgt werden, verlieren sie ohne kraftvoll-flexible Sehnen und Bänder einen Teil ihrer Wirksamkeit. In meiner Praxis erlebe ich immer wieder, dass die eigentliche Ursache für Nacken- oder Rückgratschmerzen in schwachen, ausgeleierten, schlecht ernährten Sehnen und Bändern liegt.*

FIT DURCH GESUNDE MUSKELN

Im Gegensatz zu anderen Muskeln, wie z. B. dem Herzmuskel, sind es die Skelettmuskeln, die uns körperliche Beweglichkeit vermitteln. Das Myoglobin, der rote Muskelfarbstoff, bindet Sauerstoff aus dem Blutkreislauf, außerdem Fettmoleküle und Glukose, die kleinste Einheit der Kohlenhydrate, als Energierohstoff. Die beiden Muskeleiweißsubstanzen Myosin und Actin bilden zusammen das Actomyosin, das Muskelbewegungen erzeugt. In dieser Wechselbeziehung ist Myosin jenes so genannte Mechanoenzym, das die Kontraktion, das Zusammenziehen eines Muskels oder einer Muskelfaser herbeiführt. Eigentlicher Energiespender aber ist Adenosintriphosphat (ATP), ein Molekül, das Wissenschaftler als eine der bedeutendsten Substanzen in der Entwicklungsgeschichte auf Erden bezeichnen.

DAS ATP-WUNDER

Ohne dieses Molekül gäbe es kein Leben auf Erden. Ganz egal, ob wir die Augen schließen, den kleinen Finger bewegen, oder ob, unsichtbar im Innern unseres Körpers, das Herz schlägt oder die Lunge Luft einsaugt – stets liefert ATP die nötige Energie. Je mehr winzigkleine ATPs wir in unserem Körper erzeugen, desto energiegeladener sind wir auch. Dies spielt natürlich eine große Rolle, wenn es darum geht, unseren Körper in Schwung zu bringen, die Beweglichkeit zu fördern – und damit letztlich auch Schmerzzustände zu beenden.

Die kleine Zwischensilbe »tri« macht schon deutlich, dass es sich beim ATP um ein Molekül mit drei Phosphoratomen handelt. Das Molekül ist deshalb so einzigartig, weil sich diese drei Phosphoratome in ihm auf eine sehr spezielle Weise aneinander binden. Zur besseren Vorstellung lässt sich ATP mit drei Heliumgefüllten Luftballons vergleichen, die mit feinen Gummifäden verbunden sind und mit Gewalt nach oben und auseinanderstreben. Dabei dehnen sich diese feinen Gummifäden mehr und mehr, werden sie durchtrennt, schnellen die Ballons kraftvoll auseinander. Das Geheimnis liegt in dieser gummiartigen Verbindung, sie ist nichts anderes als gespeicherte Energie: Power-Atome driften auseinander und setzen dabei ihre Energie frei.

Freilich hat es die fürsorgliche Natur so eingerichtet, dass sich verbrauchte Energie gleich wieder neu auflädt. Frei gewordene Phosphoratome werden also sogleich wieder eingefangen und an neue »Gummifäden« gebunden. Genauer gesagt: Mitochondrien, dies sind winzige Energiebrennkammern, werden mit frischer Energie aufgeladen. Das Heizmaterial dafür liefern Glukose und Fettmoleküle, die vorher im Zytoplasma, dem großen wässrigen Inneren der Zelle, zerlegt werden. Bei entsprechender Belastung kann eine Muskelzelle dann ihre Energieproduktion innerhalb einer zehntausendstel Sekunde um das 300fache steigern. Bei meiner Arbeit geht es also nicht nur darum, Gelenke zu mobilisieren und mögliche Wirbeldysfunktionen zu korrigieren, sondern auch darum, die Leistungsfähigkeit der Muskeln zu steigern. Moderne Schmerztherapie berücksichtigt immer das Gesamtbild des Patienten, aber auch z. B. die lokale Schmerzproblematik des Bewegungsapparates.

MITOCHONDRIEN: UNSERE ENERGIEÖFEN

Heilungsprozesse bei steifem Rücken und schmerzenden Gliedern sind nur dann möglich, wenn der gesamte Organismus mit Energie befeuert wird. Diese nötige Zellenergie wird ausnahmslos in so genannten Mitochondrien erzeugt, bakterienkleinen Brennkammern, in denen Glukose und Fett verheizt werden. Zellenergie sorgt für eine bessere Durchblutung und bringt den Stoffwechsel in Schwung.

Bei unseren Kindern – und auch bei allen Tieren in freier Natur – sind diese Mitochondrien groß, üppig und leistungsfähig. Die schlechte Nachricht: Bei vielen Menschen verkümmern diese Brennkammern aufgrund von Bewegungsmangel und Fehlernährung. Sie nehmen oft auch dramatisch an Anzahl ab. Eine einzelne Herzmuskelzelle eines gesunden Menschen verfügt über etwa 1.000 solcher Mitochondrien, bei vielen Frauen und Männern ab 40 Jahren sinkt deren Zahl aber in bestürzender Weise ab: auf 700, 450, 300 – oder noch weniger.

Die Folge: Sie fühlen sich müde und schlapp, sind nervös, lustlos. Therapiemaßnahmen (wie z. B. Walken, Joggen oder Gymnastik) werden nur mit gebremstem Elan angegangen. So verzögern sich Heilungsprozesse, Schmerzen halten sich hartnäckig. Vorrangige Aufgabe in meiner Praxis ist es deshalb, den Energiehaushalt meiner Patienten und Patientinnen wieder anzukurbeln. Zahlreiche Schmerzgeplagte produzieren in ihren Mitochondrien nur noch die Hälfte ihrer möglichen Zellkräfte, Enttäuscht von Behandlungsmisserfolgen bei Ärzten kommen sie zu mir – in der berechtigten Erwartung, dass sie als Patient in ihrer Gesamtheit wahrgenommen, beurteilt und therapiert werden. Schon nach zwei oder drei Tagen bei uns Obertal fühlen sie sich fit und ausgeruht, Selbstheilungskräfte wirken schmerzlindernd auf Rückgrat, Muskeln oder Gelenke ein.

- In jeder einzelnen Energiebrennkammer spielt sich ein wahres Inferno ab, Millionen freigesetzter Atome und Elektronen sausen im labyrinthischen Faltensystem der Mitochondrien in Lichtgeschwindigkeit kreuz und quer durcheinander, erzeugen scheinbar unkontrollierbare Prozesse. Dennoch erfolgt die Energiegewinnung nach einem bewundernswert kontrollierten Ordnungsprinzip.
- Hämoglobin-Moleküle, der rote Blutfarbstoff, transportieren unter Mithilfe des Spurenelements Eisen Sauerstoffmoleküle in die Mitochondrien unserer rund 70 Billionen Körperzellen. Dieser Sauerstoff wird benötigt, um Fettsäuren und Glukose, den Blutzucker, zu Zellenergie zu verbrennen. Je mehr Sauerstoff in Zellen einströmt, desto belebender lodert das Energiefeuer.

Ganz klar, dass geschlossene Räume, beispielsweise in unseren Städten, kein wahres Sauerstoffparadies sind. Unsere Luft in einem der schönsten Täler des Nordschwarzwaldes ist äußerst sauerstoffreich. Schon nach einer einzigen einstündigen Wanderung unter den hohen Tannen oder über die weiten Wiesen steigt die Anzahl der Mitochondrien im Gewebe an, die Energiebrennkammern werden größer und leistungsfähiger. Diesen faszinierenden biochemischen Vorgang nutzen wir für unsere lindernde und heilende Naturschmerztherapie.

FIT UND JUNG DURCH GLUKOSE

Als Physiotherapeut stelle ich immer wieder mit Erstaunen fest, dass unsere Patienten nur über eine marginale Vorstellung darüber verfügen, was sich so alles im Inneren ihres Körpers abspielt. Morgens vor dem Badezimmerspiegel sehen Menschen ja nur ihre Haut, den Oberkörper, Arme, Beine und das Gesicht. Doch von den aufregenden Abenteuern des Zellstoffwechsels, z. B. in ihren Gelenken oder Muskeln, erfahren sie nichts. Auch in den Praxen der niedergelassenen Ärzte werden sie kaum aufgeklärt. Stattdessen erhalten Schmerzpatienten ein Rezept, mit dem sie sich in der Apotheke Tabletten abholen können. Die darin enthaltenen Wirkstoffe helfen

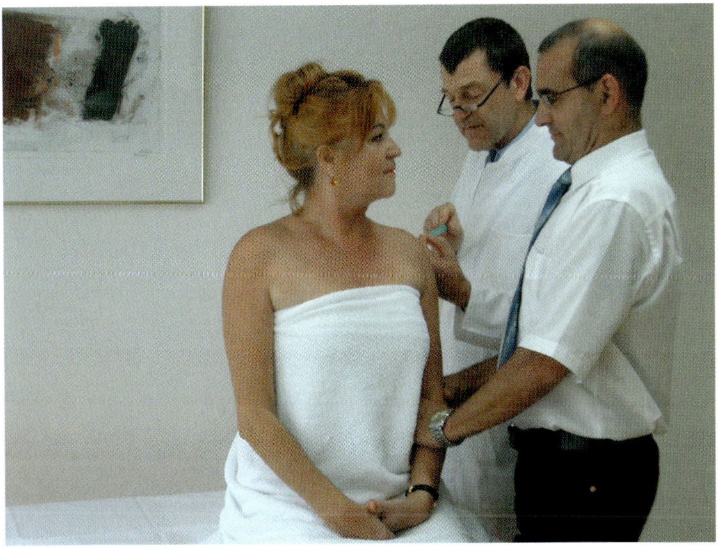

Gezielte Infiltration in die Schulter durch Arzt und Physiotherapeut

aber nicht gegen die Schmerzursachen, sondern lindern lediglich kurzfristig die quälenden Beschwerden.

Für mich als Physiotherapeut und auch für das Ärzteteam bei uns im Schwarzwald MedicalResort Obertal ist es deshalb ganz wichtig, den Patienten und Patientinnen Einblicke zu vermitteln, welche faszinierenden Stoffwechselprozesse sich in ihrem Organismus abspielen. Dazu gehört vor allem auch ein Blick in die Muskeln, die ja unseren gesamten Bewegungsapparat fit und leistungsfähig halten. Dabei sind sie auf ein Molekül ganz besonders angewiesen: Glukose, den kleinsten Baustein der Kohlenhydrate. In dem Augenblick, in dem so ein kleines Glukose-Molekül aus dem Nahrungsbrei im Darm heraus in das Labyrinth der Blutgefäße eintritt, wird es als Blutzucker bezeichnet. Während Eiweiß Muskeln in ihrer Masse aufbaut, ist Blutzucker das eigentliche Lieblingsfutter unserer Muskeln. Denn es spendet Energie, verschafft Bizeps, Oberschenkel- oder Bauchmuskeln ihre jugendliche Fülle.

UNSERE MUSKELN BRAUCHEN GLUKOSE

- *Im Gegensatz zu Muskelzellen, die auch Fett zu Energie verbrennen, sind Gehirn- und Nervenzellen auf Blutzucker als ihren einzigen Energierohstoff angewiesen. Der wird nicht nur im Blut, sondern auch in der Leber und insbesondere in den Muskeln gespeichert.*
- *Jedes einzelne Glukose-Molekül ist an drei Moleküle Wasser gebunden. Je mehr Blutzucker sich also in unseren Muskeln anreichert, desto wasserreicher werden sie, und desto jugendlich-hübscher schwellen sie an. Gleichzeitig bieten sie unseren Gehirnzellen ein reiches Reservoir an dem Energiespender Blutzucker.*
- *Optimismus, Lebensfreude, Konzentrationsfähigkeit und körperliche Fitness gehören demnach zusammen, sind nicht voneinander zu trennen und ergänzen sich gegenseitig. Zu unserer Behandlungsphilosophie gehört dementsprechend eine Ernährung, die einen steten Zustrom von Glukose ins Blut garantiert. Wesentlicher*

Bestandteil sind komplexe Kohlenhydrate in Vollkornprodukten, Naturreis, Gemüse und Obst, die in einem Stunden währenden Prozess aus dem Darm ans Blut abgegeben werden und Muskeln beständig mit ihrem Lebensstoff füttern. Wir achten bei unseren Patienten darauf, dass der Blutzuckerspiegel stets im physiologisch gesunden Referenzbereich von etwa 85 bis 105 Milligramm Glukose pro Deziliter Blut liegt. An Heilungsprozessen in Wirbelsäule und Gelenken ist das Blutbild also ganz entscheidend beteiligt.

Wenn Muskeln bei Sport, Fitnessübungen, Gymnastik usw. beansprucht werden, entwickeln sie neue Eiweißfasern, die wiederum zusätzlich Glukose speichern. Gesunde Muskeln strotzen demnach von Eiweiß, Wasser und Blutzucker. Dann halten sie Gelenke, Wirbelsäule und andere Körperteile beweglich, sorgen somit für optimale Durchblutung und weitaus bessere Voraussetzungen in der Schmerztherapie.

Was aber noch wichtiger ist: Mit kraftvoll aufgebauten, jungen Muskeln macht uns Bewegung viel mehr Spaß, wir entwickeln ein völlig neues, belebendes Körpergefühl. Wir spüren, dass Schmerzen nachlassen, Gelenke und Rückgrat an Elastizität gewinnen. Diese neuen Einsichten in die Physiologie unserer Muskeln fließen bei uns im Schwarzwald in unsere ganzheitlich ausgerichtete therapeutische Arbeit ein.

UNSERE KNOCHEN UND DAS SKELETT

Der Zustand unserer Knochen verändert sich von Tag zu Tag, sogar von Minute zu Minute. Je nachdem, wie wir sie belasten, wie wir uns ernähren, welche Ruhephasen wir uns gönnen und wie viel Stress wir uns auferlegen. Darin liegt natürlich eine große Chance für alle Menschen, die unter Knochenbeschwerden oder Osteoporose, dem Knochenschwund leiden. Wir können nämlich mit einfachen Mitteln mithelfen, dass sich unser Skelett kräftigt, regeneriert und verjüngt.

Unsere Knochen sind genau genommen eine besondere Art von Bindegewebe. Im Laufe der biologischen Evolution entstanden immer mehr große Lebewesen, die ein Stützgerüst, also ein Skelett bzw. Knochen benötigten. So entwickelten sich aus dem Bindegewebe im Laufe von Jahrmillionen robuste Substanzen, bis daraus schließlich die Knochen wurden. Unsere Knochen bestehen aus stabilen äußeren Knochenhülsen und den schwammartigen inneren Knochen mit dem Knochenmark, das verletzlich ist und besonders geschützt werden muss. Das Knochenmark produziert lebensnotwendige weiße und rote Blutkörperchen.

In unseren Skelettzellen herrscht rege Betriebsamkeit. Sie müssen schließlich dafür sorgen, dass wir aufrecht stehen können, dass unsere Organe geschützt sind und dass unser Körper belastbar ist. Der Nährstoffumsatz ist beträchtlich. Einzelne Knochenzellen könnten den Ein- und Abbau von Molekülen oder Elementen gar nicht bewältigen, während sie gleichzeitig dafür Sorge tragen müssten, dass wir beweglich und in aufrechter Haltung die Herausforderungen des Alltags meistern. Deshalb gibt es drei verschiedene Knochenzelltypen:

1) Die Osteoblasten, in denen neue Knochenmasse zusammengefügt wird,
2) die Osteozyten, das sind die bereits fertig gestellten Knochenzellen, und
3) die Osteoklasten, große Zellen, die verbrauchte Knochenmasse absorbieren und abbauen.

Bei einem gesunden Menschen funktionieren diese drei Zelltypen in vollendeter Weise zusammen. Solange Osteklasten nicht mehr Knochenmasse abbauen als die Osteoblasten neu einbauen, kann es keine Osteoporose geben. Bei meiner physiotherapeutischen Arbeit betrachte ich es als meine Aufgabe, diesen natürlichen physiologischen Mechanismus aufrecht zu erhalten – oder bei entsprechenden Beschwerden wieder herzustellen.

FASZINIEREND:
EIN BLICK IN UNSERE KNOCHEN

- *Sie bestehen vorwiegend aus Kalzium und Phosphor, enthalten aber auch viel Magnesium sowie rund weitere rund 30 unverzichtbare Nährsubstanzen.*
- *In jedem Erwachsenen stecken durchschnittlich 1,2 Kilogramm Kalzium, etwa 99 Prozent davon in den Knochen. Das restliche eine Prozent erfüllt lebensnotwendige Aufgaben im Nervenstoffwechsel. Osteoporose kann entstehen, wenn der Tagesstress von früh bis spät erhebliche Mengen an Kalzium frisst, das der Stoffwechsel dann den Knochen entzieht. Auf diese Weise kommt es bei vielen Betroffenen zu einem steten Abbau an Knochenmasse.*
- *Die harte, gesunde Knochen-Matrix fügt sich in einer wundervollen Anordnung aus unzähligen so genannten Havers-Kanälchen, zylindrischen und in Längsrichtung verlaufenden Gefäßröhrchen, die von konzentrischen Knochenlamellen umgeben sind. Dadurch entsteht eine enorm feste, aber auch flexible Substanz.*
- *Diese feinen Knochenkanälchen sind fest verpackte Lagen von Knochenmasse um ein einzelnes Blutgefäß herum, aus dem sie ihre Nährstoffe beziehen. Innerhalb diesem bienenwabenähnlichen Gerüst formieren sich die lebenden Knochenzellen, die Osteozyten, mit ihrem extrem hohen Bedarf an Kalzium und anderen Biosubstanzen.*

Jede einzelne dieser Osteozyten wohnt oder residiert in einer eigenen kleinen Kammer, die über Minikanälchen mit dem versorgenden Blutgefäß verbunden ist. Über diese mikroskopisch winzige, wassergefüllte Leitung strömen Kalzium, Phosphor, Magnesium, Vitamine, Eiweißbausteine usw. in die stets hungrige Knochenzelle ein, Gase und Abfälle werden über diese Kanälchen ausgeschieden.

Im Innern des Knochensystems herrscht also lebendige Betriebsamkeit, nach außen hin jedoch verschmelzen die Havers-Substanzen zu einer bewundernswert harten Schale, vermitteln Knochen und Skelett somit den festen Halt.

Das schwammartige Innere der Knochen aber, das Knochenmark, enthält reiche Verästelungen von Blutgefäßen und feinste Verstrebungen aus Knochenmasse, die für den nötigen inneren Halt sorgen. Diese Gerüstsubstanz wird von Fettzellen aufgefüllt (dem so genannten weißen Mark) bzw. von Blutzellen (dem roten Mark), in dem Erythrozyten (rote Blutkörperchen), Lymphozyten (weiße Blutkörperchen) und die größeren Makrophagen entstehen, ebenfalls wichtige Bestandteile unseres Immunsystems.

In diesem äußerst lebendigen System sorgen Hormone dafür, dass unsere Knochen stets kräftig und gesund bleiben. Calcitonin und Parathormon bauen

Knochenmasse ab, damit Kalzium- und Phosphor-Konzentrationen im Blut steigen können, oder sie bauen neues Knochenmaterial ein. In diesem letzteren Fall sinken zwangsläufig die Werte von Kalzium- und Phosphat-Ionen im Blut.

- *Weil wir ohne Nerven-Kalzium keine Minute lebensfähig wären, helfen auch Neuronen mit, dass, z.B. in massiven Stressphasen, Knochen Kalzium an das Nervensystem abgeben. Bestimmte Neuronen des sympathischen Nervensystems synthetisieren das Molekül Vasointestinal Polypeptide, das den Knochen ebenfalls ihr wichtiges Mineral Kalzium entzieht.*
- *Unser Knochenstoffwechsel ist also außerordentlich lebendig. Bei vielen unserer Patienten, die unter Osteoporose oder anderen Knochenbeschwerden leiden, muss sich der Organismus entscheiden: Was ist für die Überlebensfähigkeit wichtiger, starke Knochen oder gute Nerven? Oft reichen die Kalzium-Reserven für beide Faktoren nicht aus.*

KANN KALZIUM ALLEIN SCHÄDLICH SEIN?

Dass unser Skelett viel Kalzium braucht, ist allgemein bekannt. Aus Sorge um schwache, brüchige Knochen nehmen deshalb viele Frauen und Männer das Mineral in Form von Tabletten. Auch von Ärzten wird es häufig

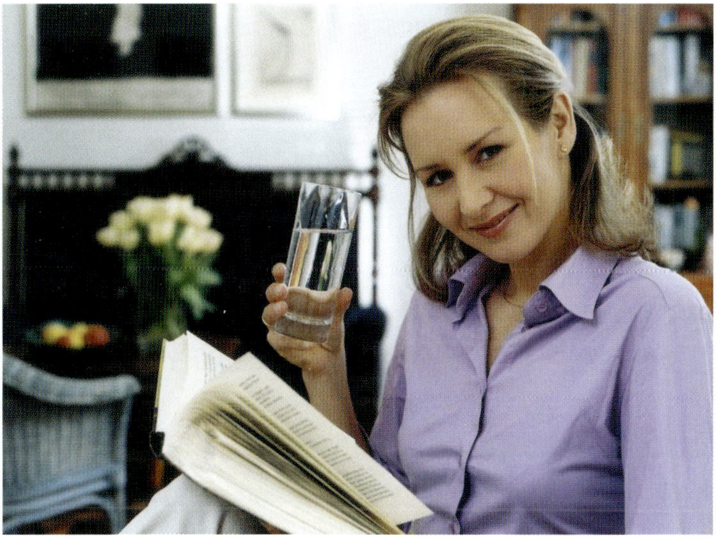

Wasser: lebensnotwendiger Nährstoff für unseren Bewegungsapparat

verschrieben oder empfohlen. Zuviel Kalzium kann den Knochen jedoch ebenso schaden wie zuviel Phosphor oder Magnesium. Der Grund: Die drei Mineralien sind im Skelett in einem bestimmten Verhältnis eingebaut. Wenn man Kalzium als Monopräparat einnimmt, wird ein Teil davon über Nieren und Blase ausgeschieden, gleichzeitig aber auch Phosphor, denn beide Mineralstoffe werden in einer engen so genannten Ratio in Knochen eingebaut, aber auch aus dem Blut ausgeschwemmt. Aus diesem Grund empfehle ich Mineralstoffe und Vitamine in der richtigen Zusammensetzung und in der richtigen Menge, wie diese z. B. in Minerell® Plus enthalten sind.

Wenn Neurologen feststellen, dass Patienten zu hohe Phosphat-Konzentrationen im Körper haben, verordnen sie Kalzium-Präparate, um diese krankhaft überhöhten Phosphorwerte zu senken. Viele Menschen haben extrem hohe, knochenschädliche Phosphatkonzentrationen im Körper, weil sie zuviel Wurst, Pizza, Hamburger, Cola, Limo oder generell industriell hergestellte Lebensmittel konsumieren, die allesamt von Phosphaten, den Phosphorsalzen, strotzen. Alle diese Lebensmittel zählen zu den größten Feinden unseres Skeletts. Eine Bratwurst mit Cola ist eine reine Phosphat-Bombe. Schon eine Stunde nach dem Verzehr pumpen die Nebenschilddrüsen in höchster Not ihr Parathormon ins Blut, das Kalzium aus den Knochen frisst, um das physiologisch gesunde Kalzium-Phosphor-Verhältnis wieder herzustellen.

GEMÜSE IST REICH AN KALZIUM

Wenn Kalzium-Tabletten geschluckt werden, werden von dem Mineral oft nur vier bis fünf Prozent über die Darmschleimhaut ins Blut aufgenommen. Sie senken gleichzeitig die Phosphor-Aufnahme im Darm von normal rund 70 Prozent bis auf bedenkliche 30 Prozent. Damit das physiologische Kalzium-Phosphor-Gleichgewicht wieder hergestellt wird, raubt der Stoffwechsel nun Phosphor aus der so fein gefügten Knochen-Matrix, dadurch wird das Skelett noch mehr geschwächt. Außerdem steigt durch die Einnahme großer Mengen von Kalzium das Risiko eines Eisenmangels oder auch eines Nierenschadens. Überschüssiges, nicht ionisiertes Kalzium kann sich in gesundheitsschädlichen Kristallen an Innenwänden der Gefäße und in Gelenken ablagern. Milch, Käse, Quark, Joghurt und andere Milchprodukte sind zwar reich an Kalzium, aber keineswegs die einzige üppige Nahrungsquelle für dieses Knochenmineral. Auch in allen Gemüsesorten ist das Mineral hoch konzentriert enthalten, Kohlrabi ist eine reine Kalzium-Bombe. Gemüse enthält Fruchtsäuren, die Magenwände dazu stimulieren, Salzsäure zur besseren Verdauung in den Magensaft abzugeben. Dadurch wird Nahrungs-Kalzium besser ionisiert, das heißt zersetzt und elektrisch aufgeladen. Nur ionisiertes Kalzium kann vom Stoffwechsel verwertet werden, sonst bleibt es im Körper ein totes Mineral. Selbst große Tiere, wie Elefanten oder Büffel, nähren ihr gewaltiges Skelett mit dem in pflanzlicher Nahrung enthaltenen Kalzium, dem sich in gesunder Balance auch viel Phosphor und Magnesium beimengen.

Quälende Signale ans Gehirn

DIE PHYSIOLOGIE DES SCHMERZES

Häufigster Grund für einen Arztbesuch sind Schmerzen. Zunehmend klagen Frauen und Männer über Schmerzen im Bewegungsapparat, speziell in Gelenken, Muskeln und vor allem auch im Bereich der Hals- und der Lendenwirbel. Besonders Rückenschmerzen werden mehr und mehr zur Volkskrankheit. Ich habe Patienten behandelt, die teilweise unter der Folter unerträglicher Beschwerden litten. Die Ursachen sind im Prinzip gleich oder ähnlich: Mangel an Bewegung, Fehlernährung, sitzende Tätigkeit, lange Autofahrten, eine oft katastrophale Körperhaltung – und bei einem bereits angegriffenen oder geschwächten Bewegungsapparat – das verschobene Heben und Tragen von Lasten oder schweren Gegenständen. Die gute Nachricht: Betroffenen kann geholfen werden. Dafür steht bei uns im Schwarzwald MedicalResort in Obertal ein erfahrenes Team von Ärzten und Therapeuten zur Verfügung, außerdem Diagnose- und Therapieeinrichtungen nach neuestem wissenschaftlichen Standard.

Schmerzen haben ihren Ursprung nicht unbedingt an der Stelle, an der sie sich bemerkbar machen.

Mitunter klagen Patienten in meiner Praxis über ein krankes Hüftgelenk, die Ursache der Schmerzen liegt aber im Atlas, dem obersten Halswirbel. Schmerzen sind oft zunächst unergründlich, verstecken sich in der geheimnisvollen Vernetzung von Nerven, Muskeln, Knorpeln, Blutkreislauf usw. Deshalb muss der Patient oder die Patientin in der Gesamtheit beurteilt und behandelt werden. Es ist sinnlos, Tabletten gegen Kopfweh zu verschreiben, wenn die Ursache der Schmerzen irgendwo im Bewegungsapparat liegt. Erst unter der Hand des erfahrenen Orthopäden oder Physiotherapeuten offenbaren sich Schmerzrezeptoren im Körper – und ermöglichen so eine erfolgreiche Behandlung.

WENN BEWEGUNG SCHMERZEN BEREITET

Paradox für unsere Gesellschaft ist, dass Bewegung eigentlich Schmerzen verhindern soll. Wer seinen Muskel- und Gelenkapparat ausgiebig in frischer Luft bewegt, wird kaum unter Schmerzen leiden. Kurioserweise ist es leider so, dass viele Menschen Bewegung meiden, weil sie Schmerzen verursacht. Betroffen sind erstaunlich viele junge Menschen, meist jedoch Ältere, die Rücken- oder Gelenkschmerzen oft als etwas Unvermeidliches hinnehmen, was bei zunehmendem Alter eben ertragen werden muss. Dies ist natürlich eine ganz und gar falsche Betrachtungsweise.

Schmerzen sind nicht nur für sich selbst oft eine Zentnerlast. Sie wirken sich auch auf vielfältig andere Weise aus:

- Betroffene verzichten auf Sport und Fitnessübungen,
- sie schlafen schlechter,
- sind deshalb tagsüber wenig aktiv und leistungsfähig.
- Ihr Gemütszustand verschlechtert sich, sie neigen zu Pessimismus, Verzagtheit, trauen sich oft weniger zu.
- Dies führt dazu, dass sie soziale Kontakte abbauen, es kann zu Partnerschaftskonflikten kommen.
- Alltagsstress und Anforderungen im Beruf werden mehr und mehr zur Belastung.
- Oft kommt es zu Appetitmangel – oder aber auch zum Gegenteil: Naschereien und ein unkontrolliertes Essverhalten führen zu Übergewicht.
- Menschen mit Schmerzen leben oft isoliert, in sich gekehrt, verlieren die Lust an Geselligkeit.

Schmerztabletten können kurzfristig helfen und die Stimmungslage verbessern. Die Nebenwirkungen sind jedoch beträchtlich, sie führen fast immer zu einer quälenden, angstvollen Erwartungshaltung gegenüber Schmerzen, die sich bald wieder melden werden.

DAS GEHEIMNIS DER SCHMERZREZEPTOREN

In unserem Körper befinden sich rund drei Millionen so genannte Nozirezeptoren, dies sind winzige Schmerzfühler, die Verletzungen oder andere möglicherweise gesundheitsschädliche Einwirkungen von außen wahrnehmen und ans Gehirn weiterleiten. Sie stecken überall in unserem Körper, in erheblicher Anzahl natürlich in unserer Haut.

Norirezeptoren sind feinste Nervenenden in Muskeln, im Bindegewebe, an Blut- oder Lymphgefäßen oder irgendwelchen anderen Körperstellen. Wenn wir uns mit einer Nadel stechen, am Kopf anstoßen oder an einer heißen Herdplatte die Hand verbrennen, wandeln diese Rezeptoren die schmerzhafte Empfindung in neuroelektrische Reize um und melden sie über Nervenschaltstellen dem Gehirn.

Je nach ihrem Wirkungsort gibt es in unserem Organismus unterschiedliche Arten solcher Schmerzfühler. So genannte A-delta-Fasern leiten möglicherweise lebensbedrohliche Schmerzsignale, wie z. B. Schnitte, Stiche oder Verwundungen in einer Geschwindigkeit von bis zu 80 Stundenkilometern weiter. Dumpfe, weniger bedrohliche Schmerzwahrnehmungen, wie z. B. ein Schlag gegen Beinmuskeln oder ein auf eine größere Fläche verteilter Druckschmerz auf den Oberarm, wird von C-Fasern in einer nur um etwa ein Zehntel so hohen Geschwindigkeit dem Gehirn gemeldet.

- Schmerzen können akut oder chronisch sein, wie z. B. bei einer Arthritis oder bei Muskelrheuma. Jäh auftretende akute Schmerzen können über das Schmerzempfinden hinaus erhebliche weitere gesundheitsschädliche Folgen haben. Weil ein solcher Schmerz Sofortstress bedeutet, verengt er oft innerhalb Zehntelsekunden Arterien und erhöht somit den Blutdruck. Personen mit Herz-Kreislaufproblemen sind dann besonders gefährdet. Ein solcher Spontanschmerz kann auch Atemnot, Magen-Darmprobleme und Schweißausbrüche hervorrufen.
- Chronische Schmerzen führen oft zu besonderer Sensibilität. Die Schmerzerwartung kann dann Nozirezeptoren stimulieren, auch wenn gar keine wirklichen Schmerzursachen bestehen. Nervenfasern können sich in ihrer Struktur verändern, Schmerznerven sind dann möglicherweise aktiver und steigern das Potenzial ihrer Signalreize an Rückenmark und Gehirn.
- Chronischer Schmerz kann somit dazu beitragen, dass sich das gesamte Schmerzsystem im Körper dramatisch verschlechtert. So genannte Analgetika, Schmerztabletten, tarnen die Schmerzursachen nur, tragen aber meist langfristig dazu bei, dass sich der Gesamtzustand immer weiter verschlimmert. Irgendwann

wird es dann unerlässlich, dass sich der Patient oder die Patientin in die fachkundigen Hände erfahrener Schmerztherapeuten begibt.

WIE SCHMERZMITTEL WIRKEN

Analgetika, die Schmerzmittel, hemmen oder unterdrücken die Übertragung von Schmerzsignalen ins Rückenmark oder ins Gehirn, meist stoppen sie die Synthese von Prostaglandinen, das sind Entzündungssubstanzen, die Schmerzen auslösen können. Diese Gewebshormone spielen bei Schmerzen im Bereich des Bewegungsapparats eine große Rolle, insbesondere bei Rheuma, Arthritis bzw. generell bei allen entzündungsbedingten Schmerzen.

Weil in unserer zivilisierten Gesellschaft immer mehr Menschen unter Schmerzen leiden, entwickelt die Pharmaindustrie natürlich immer mehr verschiedene Typen von entsprechenden Wirkstoffen. Neben pflanzlichen Analgetika oder Antirheumatika wie Teufelskralle, Gänsefingerkraut, Weidenrinde oder dem Trockenextrakt von Brennnesselblättern, sind dies vor allem chemisch definierte Mittel mit verschiedensten Wirkstoffen bis hin zu Kombinationen mit Corticoiden, Codein oder auch stark wirkende Opiate, deren Alkaloide morphinartige Wirkungen haben und suchtabhängig machen können.

Alle diese Mittel beseitigen jedoch die Ursachen nicht, die meist im geheimnisvollen Kosmos der Gewebshormone entstehen.

UNGESÄTTIGTE FETTSÄUREN: SCHMERZHEMMER DER NATUR

Bei einem Insektenstich, einer Entzündung oder einer allergischen Reaktion versucht der Organismus, die entsprechenden Erreger, Gift- oder Schadstoffe möglichst schnell übers Blut auszuschwemmen. An den betroffenen Stellen, z.B. auf der Haut oder auch in Gelenken, entstehen dann Prostaglandine oder andere Gewebshormone wie Leukotriene, Prostazykline oder Thromboxane, die für einen erhöhten Blutandrang und somit für Schwellungen und Rötungen sorgen. Bei Autoimmunerkrankungen wie Rheuma oder einer Arthritis, oder auch bei Ischias und anhaltenden Bandscheibenbeschwerden, kann es zu einer Entgleisung in diesem Selbstschutz- und Immunsystem kommen. Der Stoffwechsel synthetisiert dann ungehemmt Prostaglandine, Entzündungen, Schmerzen und andere Beschwerden sind in solchen Fällen oft nur noch schwer beherrschbar.

Gottlob gibt es unterschiedliche Prostaglandin-Typen, die Entzündungen mehr oder weniger stark beeinflussen. Entscheidend ist, aus welchen Fettsäuren diese Entzündungs- und Schmerzhormone synthetisiert werden. Fleisch und Wurst sind reich an Arachidon-Säure, die Rohstoff für eine besonders aggressive Form der Prostaglandine ist. Hingegen entstehen aus Omega-3-Fettsäuren, z. B. in Pflanzenölen, Oliven, Avocado, Nüssen usw. ganz andere Gewebshormone, die weit weniger stark Entzündungen stimulieren, diesen möglicherweise sogar entgegenwirken. Naturgesunde Wirkstoffe gegen entzündliche Schmerzprozesse im Bewegungsapparat sind die beiden mehrfach ungesättigten Fettsäuren Eicosapentaensäure (Eico) und Docosapentaensäure (Doco), die zu den vollendetsten und bewundernswertesten Molekülen zählen, die die Natur hervorgebracht hat.

EICO & DOCO GEGEN ENTZÜNDUNGEN

- *Diese Fettsäuren machen das Blut dünnflüssiger, bringen somit den Kreislauf in Schwung. Und sie senken die Konzentration von Entzündungs-Prostaglandinen, die sehr oft bei Fibromyalgien, Ischias, Rheuma oder Bandscheibenbeschwerden für Schmerzen verantwortlich sind.*
- *Prostaglandine und andere Gewebshormone sind extrem kurzlebig, sie existieren oft nur für mehrere Sekunden oder gar Zehntelsekunden, und dies auch nur lokal, in ihrem unmittelbaren Entstehungsbereich in Gefäßwänden, Blutplättchen oder auch in Leukozyten, den*

weißen Blutkörperchen. Erforscht werden sie erst jetzt so richtig durch die moderne Nanotechnologie, die Erkenntnisse können nun in der Schmerztherapie verwertet werden.

- *Bestimmte Enzyme trennen Gewebshormone aus den fettreichen Zellwänden heraus, dabei produzieren verschiedene Enzymtypen verschiedene Prostaglandine. Enzyme aus der Gruppe der Phospholipase A2 produzieren das Prostaglandin A2, das bevorzugt Entzündungen hervorruft. Zur Schmerztherapie zählt, A2-Enzyme zu blockieren. Dies geschah bislang vorwiegend mit so genannten Nonsteroidal Anti-Inflammatory Drugs (NSAID), die das Schlüssel-Enzym A2 ausschalten, das Schmerzübel aber stets nur kurzfristig bekämpfen.*
- *Im Rahmen unserer Behandlungsphilosophie stellen wir die Ernährung unserer Patienten auf höhere Anteile an Omega-3-Fettsäuren um. Sowie auf weniger A2-aktive Omega-6-Fettsäuren. Juckreiz, Rötungen, Schwellungen, Entzündungen und damit letztlich auch Schmerzen klingen mit dieser Therapie schneller ab, als wichtiger Beitrag für eine erfolgreiche physiotherapeutische Basisbehandlung.*

Therapie und Ratschläge aus erster Hand: Der Weg zu einem gesunden Stütz- und Bewegungsapparat

EIN LEBEN OHNE SCHMERZEN

Bei meiner täglichen Arbeit als Physiotherapeut stelle ich immer wieder fest, dass Patienten ihre Beschwerden zwar konkret lokalisieren – aber auch gezielt auf diesen Entstehungsbereich vereinfachen. Sie klagen etwa über »ein kaputtes Knie« oder über »ein steifes Rückgrat«. Dabei gibt es im Bereich des Bewegungsapparats mehr als 300 verschiedene alltagsübliche Beschwerden und Funktionsstörungen, die allesamt miteinander in Verbindung stehen können oder sich gegenseitig verursachen oder bedingen. So kann beispielsweise der 1. Halswirbel, der zunächst keinerlei Beschwerden verursacht, über die Wirbelsäule und die Muskelschlingen zu einer Fehlstellung des Beckens und der Kreuzdarmbeingelenke führen – das dann eben im weiteren Verlauf zu Schmerzen führen kann. Meine Aufgabe ist es demnach, den Patienten oder die Patientin in ihrer Gesamtheit zu beurteilen und die eigentlichen, oft versteckten Ursachen der Beschwerden zu enträtseln – und danach zu behandeln.

Es gibt drei große Gruppen möglicher Ursachen:

1) Störungen des Bewegungsapparats, die durch alltägliche, kleinere oder größere Unfälle beim Sport, im häuslichen Umfeld oder bei der Arbeit entstehen können,
2) Beschwerden und Syndrome, die durch Überlastung entstehen können, und
3) Schmerz- oder Krankheitsbilder aufgrund einer oft ganz normalen allgemeinen Degeneration beim Älterwerden.

Diese drei unterschiedlichen Hauptursachen lassen sich dann wieder den verschiedenen Strukturen des Bewegungsapparates zuordnen:

– dem passiven System von Knochen und Gelenken

und

– dem aktiven System der Muskeln und anderen Weichteilen,

die für eine problemlose Bewegung erforderlich sind.

Wir gliedern damit den Bewegungsapparat in einen aktiven und in einen passiven Anteil. Der aktive umfasst Muskelstrukturen, die wir brauchen, um uns zu bewegen. Der passive betrifft unseren Stützapparat, also Knochen und Gelenke. Solange wir noch aktiv körperlich gefordert sind, also im Alter bis etwa Mitte der 50er Jahre, stehen mit etwa 60 bis 70 Prozent die Erkrankungen der Weichteile im Vordergrund, also Muskeln, Sehnen,

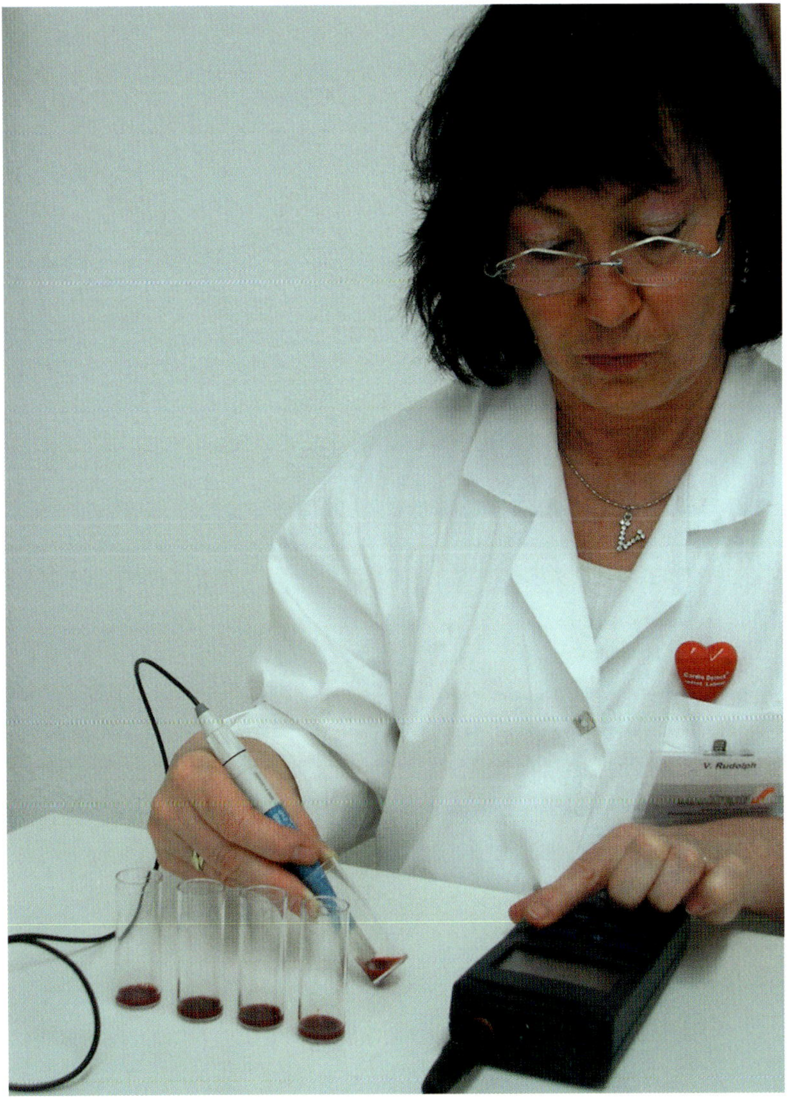

Labor-Analytik:
Der Säure-Basen-Haushalt wird bestimmt

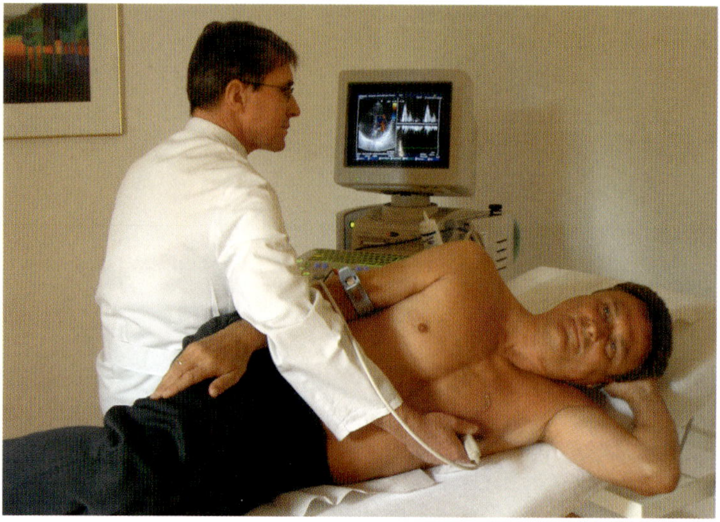

Die Ultraschall-Diagnostik erlaubt einen »Blick ins Herz«

Bänder, Kapseln, Schleimbeutel und Nerven. Die restlichen 30 bis 40 Prozent betreffen Knochen- und Gelenkprobleme, die allerdings meist durch Sport-, Arbeits- oder Alltagsunfälle und Belastungen ausgelöst werden, z. B. wenn sich jemand den Fuß verstaucht oder beim Fensterputzen den Hals verrenkt.

BESCHWERDEN BEIM ÄLTERWERDEN

Irgendwann im Leben nimmt die aktive, körperliche Bewegung und Belastung allmählich ab. Freilich haben wir dann vielleicht schon mal 50 oder 60 Jahre lang gelebt. Für mich als Physiotherapeuten zeichnen sich die Spuren jahrelanger Belastungen im Bewegungsapparat ab,

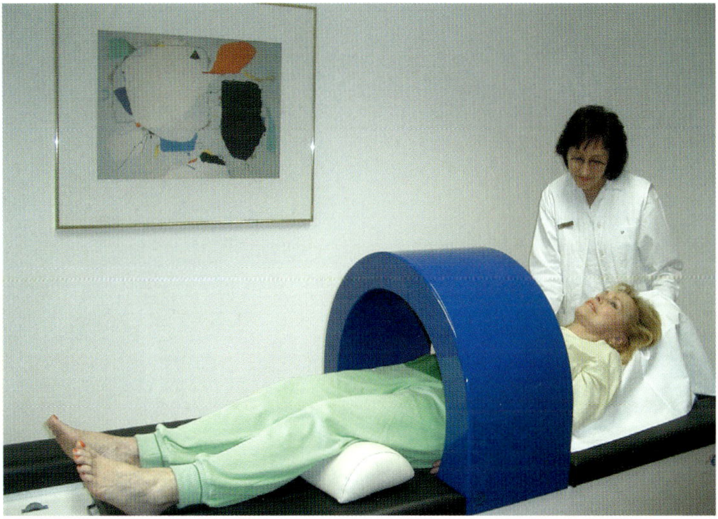

Die Kernspin-Resonanz-Therapie fördert die Knorpelregeneration

und zwar an den Knochen, den Gelenken und den Bandscheiben. So verschiebt sich in Richtung Lebensende die gesamte Pathologie mehr und mehr in Richtung passiver Stützapparat, also zu den Knochen und Gelenken. Weichteil- also Muskelprobleme nehmen ab. Natürlich besteht ein Gelenk ja nicht nur aus Knorpel und Knochen, sondern es gehören auch Weichteile wie Gelenkkapseln, Muskeln, Sehnen und Bänder dazu. Deshalb beurteilen und behandeln wir jeden einzelnen unserer Patienten in seiner Gesamtheit.

Es gibt bei älteren Menschen aber doch eine Gruppe von Weichteilbeschwerden, nämlich die Schleimbeutelentzündungen, die oft nicht erkannt oder unterschätzt werden, weil sie von der Lokalisation, aber auch von der

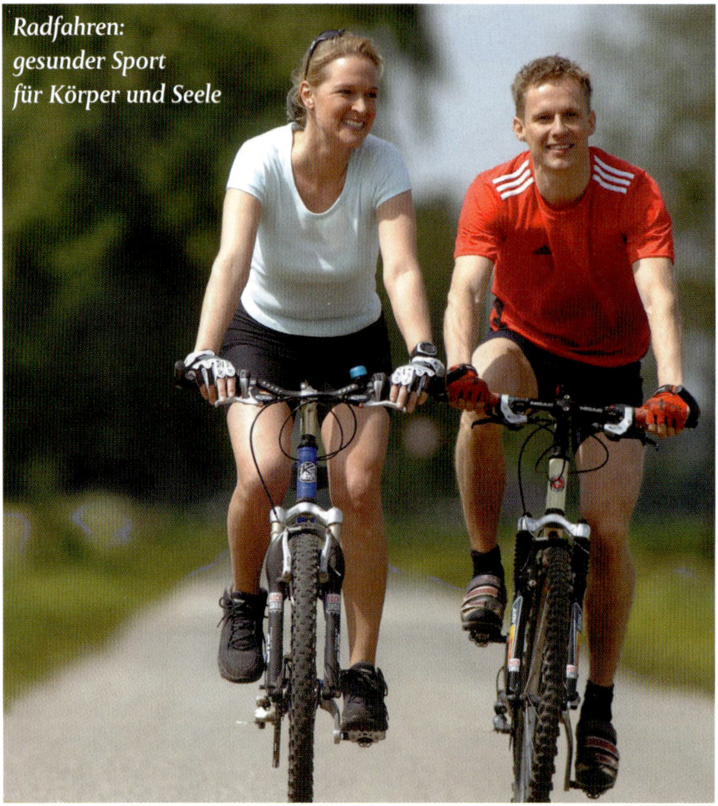

Radfahren: gesunder Sport für Körper und Seele

Art her, wie sie sich darstellen, anderen Beschwerden oder Pathologien sehr ähnlich sind. Ist zum Beispiel der Schleimbeutel, der sich seitlich auf dem Hüftknochen befindet, ebenfalls betroffen, können diese Patienten nicht auf dieser Seite liegen, und sehr häufig wird dann über ein Hüftgelenksproblem diskutiert. Auf dem normalen Röntgenbild lässt sich dieses Problem nicht erkennen. Deshalb kommt es regelmäßig vor, dass sich hieraus ein chronischer, oft therapieresistenter Prozess entwickelt.

PROBLEM SCHLEIMBEUTEL

Die so genannte Bursa, der Schleimbeutel, ist ein spaltförmiger Hohlraum, der ähnlich wie ein Gelenk mit Synovial-Flüssigkeit angefüllt ist. Seine Aufgabe ist es, einwirkende Belastungen zu dämpfen und die Gleitfähigkeit der Weichteilstrukturen zu verbessern. Weil unser Bewegungsapparat an vielen Stellen erheblichen und verschiedenartigen Druck- und Stoßbelastungen ausgesetzt ist, gibt es eine ganze Reihe unterschiedlicher Bursae. Sie teilen sich in drei Hauptgruppen ein: 1) die Hautschleimbeutel, 2) die Sehnen- und Muskelschleimbeutel und 3) die Bandschleimbeutel.

Einer der größten Schleimbeutel liegt im Schultergelenk bzw. im unteren Schulterdach. Er ist handtellergroß, immer dann betroffen, wenn in der Schulter Raumnot entsteht. So z.B. bei einem Sturz auf den gestreckten Arm, wenn der Oberarmkopf unter das Schulterdach stößt.

Es kann dann zu einer schmerzhaften und auch chronischen Schleimbeutelentzündung, einer Bursitis kommen. Die Betroffenen haben es oft besonders schwer, weil viele Allgemeinärzte und auch Internisten mit dem Thema Schleimbeutel eigentlich nichts oder nur wenig anzufangen wissen, weshalb dieses Problem die »Verlegenheitsdiagnose« mit dem Namen Periarthropathie erhält. Sie können dem Patienten nicht helfen, werden ihn aber oft auch nicht mehr los. Es heißt dann irgendwann: »Die Beschwerden sind psychogen überlagert.« Oder kurz: »Der Patient oder die Patientin hat wahrscheinlich irgendetwas mit der Psyche...«

- *Wenn Patienten über Hüftschmerzen klagen, wenn sie nachts im Bett auf der Seite liegen, gibt es in der Regel zwei Möglichkeiten: Entweder rühren die Beschwerden vom Schleimbeutel oder aber vom Hüftgelenk her. In viel selteneren Ausnahmen kommt auch einmal die Lendenwirbelsäule in Frage.*
- *Dann gibt es noch einen dritten Schleímbeutel, der besonders oft Probleme bereitet, er sitzt tief hinten im Gesäß unter dem großen Gesäßmuskel. Bei einem Sturz aufs Gesäß kann es zu einer so genannten posttraumatischen Bursitis, einer Entzündungsreaktion kommen, die schmerzhaft und nur schwer beherrschbar ist. Viele Mediziner beachten bei ihrer Schmerzdiagnose gar nicht, dass es diesen Schleimbeutel überhaupt gibt. Dann hat der Patient natürlich nur wenig Aussicht auf eine fachgerechte Behandlung und Heilung, weil die Therapie oft in eine andere Richtung verläuft.*

HILFE DURCH KOMPLEXE PHYSIOTHERAPIE

Schmerzpatienten werden von einer Behandlung in einer Arztpraxis oft enttäuscht. Der Grund: Die Untersuchung ist Ärzten manchmal zu aufwändig, sie erfordert

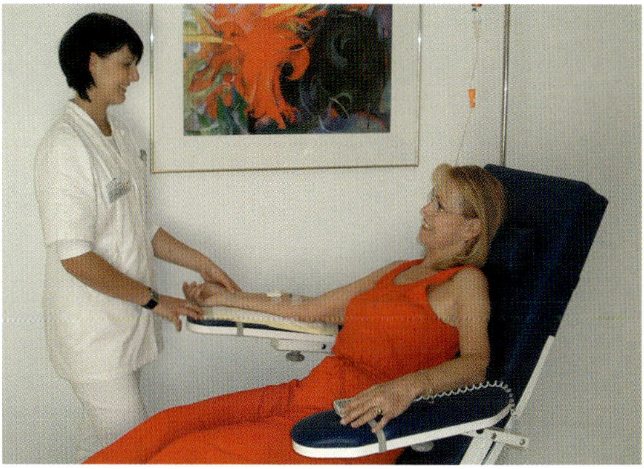

Mit einer Immuninfusion werden Abwehrkräfte gestärkt

viel Zeit, bringt aber wenig finanziellen Nutzen. So wird der Patient mit bildgebenden Verfahren wie Röntgen, Computertomographie oder Kernspintomographie »abgespeist«, die aber in der Diagnose sehr häufig zu einer Falscheinschätzung führen, wenn die klinische, und im Bereich des Bewegungsapparates auch die funktionelle Untersuchung, gar nicht oder unvollständig erfolgt. Ohne klinische Eingangsuntersuchung und Bewertung mit der Arbeitsdiagnose liegt die mögliche Fehlerquote bei bis zu 30 Prozent,

Mit der funktionellen komplexen Physiotherapie versuchen wir, in der kurzen zur Verfügung stehenden Zeit, in der die Patienten stationär oder ambulant anwesend sind, Therapieerfolge zu erzielen. Einfach ist dies nicht, wenn man bedenkt, dass nach unserer Diagnosestatistik 60 Prozent der Patienten mehrfach erkrankt sind, dass Erkrankungen im Laufe ihres

Bestehens weitere Kreise in andere Systeme ziehen, sich also ausdehnen, sodass sich neue, weitere Krankheitsbilder mit zusätzlichen Beschwerden formen. Bei der komplexen Physiotherapie versuchen wir zwei oder mehr Indikationen aus verschiedenen medizinischen Bereichen zu berücksichtigen, nämlich der Neurologie, der Orthopädie und der inneren Medizin.

Die komplexe Physiotherapie besteht bei uns im Schwarzwald MedicalResort Obertal aus 15 verschiedenen Behandlungskombinationen, bei denen in der Regel die unterschiedlichsten Indikationen oder Krankheitsbilder aus den Bereichen Orthopädie, innere Medizin und Neurologie in der Therapie berücksichtigt werden können. Dies macht unsere Therapie sehr effektiv.

Bei dem seit Jahren bewährten Behandlungszyklus von dreimal eine Stunde Physiotherapie pro Woche, kommen wir bei den durchschnittlichen Aufenthaltszeiten von 14 bis 21 Tagen zu einem Behandlungskonzept mit sechs bis neun komplexen Physiotherapieeinheiten. Die Tage zwischen den Therapiekomplexen werden durch die funktionelle Physiotherapie mit den unterschiedlichen Indoor- und Outdoor-Programmen der Einzel- oder Gruppenaktivitäten ergänzt. So ist es möglich, trotz der relativ kurzen Aufenthaltszeiten, mit einer evidenzbasierten komplexen Physiotherapie hervorragende Behandlungsergebnisse zu erzielen.

THERAPIE AM STÜTZ- UND BEWEGUNGSAPPARAT

Von rund 300 Krankheitsbildern innerhalb der alltäglichen Orthopädie betreffen etwa hundert das knöcherne System. Die vier häufigsten darunter, mit einem Anteil von 60 bis 70 Prozent, sind die Osteoporose, also der Knochenschwund, der Sammelbegriff Arthrose/Arthritis/Polyarthritis, außerdem, bei Patienten unter dem 65. Lebensjahr, bandscheibenbedingte Beschwerden und die degenerativ bedingte Spinalkanalstenose, eine Verengung des Wirbelkanals.

Osteoporose: nicht nur ein Frauenproblem

Frauen sind zwar fünf bis sieben Mal häufiger betroffen als Männer, doch auch bei Männern setzt meist irgendwann der Knochenschwund ein. Das männliche Geschlecht unterliegt nämlich ebenfalls einer Hormonzyklusveränderung mit Einfluss auf nahezu alle Stoffwechselfunktionen. Bei Frauen wirkt sich freilich die Postmenopause erschwerend aus, bedingt durch ein allmähliches Versiegen der Östrogen-Produktion. Das Steroidhormon aus den Eierstöcken wirkt stimulierend auf den

Knochenbau, vor allem hemmt es die Funktion der Osteoklasten, also jener Zellen, die Knochenmasse abbauen.

Arthrose/Arthritis/Polyarthritis

Arthrose bekommen wir irgendwann alle. In der vierten Lebensdekade, also in jedem Fall ab dem 65. Lebensjahr, gibt es keinen Menschen mehr ohne diese degenerative Gelenkerkrankung. Allerdings: Viele Menschen wissen oder ahnen gar nicht, dass sie bereits eine Arthrose haben, weil sich diese oft über viele Jahre hinweg gar nicht bemerkbar macht. Leider entwickelt sich aus einer Arthrose nur allzu gerne eine reaktivierte Arthritis – und dies bedeutet für die betreffende Person Schmerzen und Beschwerden, die dann letztlich auch einen Behandlungszwang mit sich bringen.

Mit Polyarthritis bezeichnet man die Entzündung vieler Gelenke. Häufig wird dieser Begriff im Zusammenhang mit systemischen rheumatischen Erkrankungen genannt. Was man wissen sollte: Rheumatische Erkrankungen sind zu über 80 Prozent Autoimmunerkrankungen, dass heißt Erkrankungen des Immunsystems, als Abwehr des Immunsystems gegen körpereigene Systeme. Allerdings kann auch ein Patient, der keine rheumatoide, also systemische Erkrankung hat, an mehreren Gelenken entzündliche Erkrankungen als Folge einer

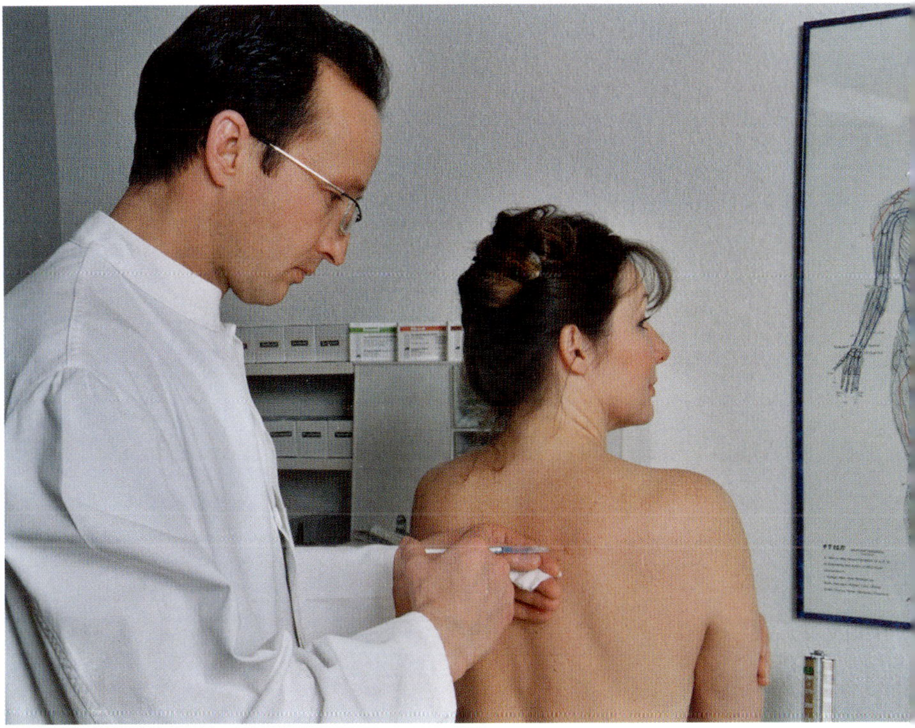

Homöopunktur: die homöopathische Injektion in die Akupunkturpunkte

Arthrose bekommen. In einem solchen Fall sprechen wir Physiotherapeuten von einer reaktivierten Polyarthritis.

Bandscheibenbedingte Schmerzen

Die Ursache für Rückenschmerzen liegt bei Patienten im Alter von etwa Ende 50 oder Anfang 60 Jahren zu etwa 80 Prozent in einem Bandscheibenproblem. Bei älteren oder alten Patienten sind die Bandscheiben vor allem im Bereich der Lendenwirbel oft sklerotisiert, also verknöchert, verursachen deshalb meistens direkt keine Beschwerden mehr. Normalerweise ist die letzte Bandscheibe der Lendenwirbelsäule auch die dickste, mit etwa 9 bis 12 Millimetern. Mit fortschreitender Degeneration im Laufe eines Lebens nutzt sie sich ab, mitunter bis auf eine Stärke von nur noch zwei oder gar nur einem Millimeter. Sie hat dann ihre eigentliche Funktion weitgehend verloren, nämlich Flüssigkeit aufzunehmen und wieder abzugeben. Weil aber dieser so genannte Hydrations- und Pufferеffekt fehlt, verursacht die Bandscheibe kaum noch Probleme. Ganz anders sieht es natürlich bei Bandscheibenproblemen jüngerer Menschen aus.

Dafür haben rund 30 Prozent aller über 70-jährigen, die mit Nacken- oder Rückenschmerzen zu mir kommen, eine so genannte Spinalkanalstenose, eine Verengung des Rückenmarkskanals der unteren Halswirbel- oder der Lendenwirbelsäule. Dabei kommt es zu schmerzhaftem Druck auf das Rückenmark. Typisch dafür sind die Aussagen von Betroffenen: »Ich kann nur noch eine bestimmte Wegstrecke gehen, dann kommen die Beschwerden mit schweren Beinen, oder Taubheitsgefühl oder gar Schmerzen, und ich muss mich hinsetzen.« Kernspintomographie, Röntgenbild und Computertomographie bestätigen meist die Diagnose. Aus meiner Therapiepraxis an vielen Einzelfällen kann ich meine Patienten in zwei Gruppen einordnen:

1) Bandscheibenpatienten können laufen. Mit dem Laufen verbessern sich oft ihre Symptome, die Betroffenen haben aber Probleme beim Sitzen.
2) Patienten mit Spinalkanalstenose können oft keine langen Strecken mehr gehen, beim Sitzen sind sie jedoch meist innerhalb von wenigen Minuten beschwerdenfrei.

Von Medizinern in der Arztpraxis wird auf diese kleine, aber feine Unterscheidung meist nicht geachtet. Selten werden gezielte Fragen gestellt wie: »Wann haben Sie Schmerzen, was löst Ihre Schmerzen aus«. Und vor allem: »Wodurch bessern sich Ihre Schmerzen sofort wieder?« So entwickeln die von Rückenschmerzen betroffenen Frauen und Männer meist eigene Strategien, um ihren Akutschmerz zu lindern, etwa durch Gewichtsverlagerung, Entlastung, Sitzen, Liegen, Stehen oder Gehen.

MEIN PHYSIO-CHECK

Von tausend Patienten hat jeder einzelne sein individuelles Schmerz- oder Beschwerdenproblem, dessen Ursachen wir hier im Schwarzwald MedicalResort Obertal in Baiersbronn herausfinden müssen. Ganz klar, dass uns dabei ultramoderne High-Tech-Analyseverfahren helfen, die uns konsiliarisch zur Verfügung stehen, wie Kernspinresonanz oder Computertomographie. Obwohl diese Verfahren für sich allein hoch spezifisch sind, erfordert die Gesamteinschätzung des Patienten eine umfassende klinische und eine persönliche körpernahe Untersuchung durch Arzt und Therapeut.

Deshalb wird jeder Patient und jede Patientin einem äußerst umfangreichen ersten Physio-Check im Sinne einer »funktionellen und strukturellen Ganzkörperbegutachtung« unterzogen, dessen Diagnoseziel sich auf unzählige Krankheitsbilder richtet, die für sich allein wirken oder untereinander im Zusammenhang stehen können. Dieser umfangreiche Check dauert etwa eine Stunde, in der ich mich ganz dem Patienten widme. Es ist nicht übertrieben, wenn ich sage, dass dieser Physio-Check bereits dann beginnt, wenn ich z. B. eine Patientin in meinen Behandlungsraum begleite und dabei beobachte, wie sie vom Stuhl aufsteht, wie sie auf mich zugeht, wie sie sich von mir entfernt, wie sie sich im Behandlungsraum wieder hinsetzt. Allein das Gangbild vermittelt mir als erfahrenem Physiotherapeuten bereits viel über den Entstehungsort eines Leidens, möglicherweise bereits den ersten Ansatz für eine differenzierte Diagnose und für eine erfolgreiche Therapie.

ERST DER PHYSIOTHERAPEUT, DANN DER ARZT

Die Gesundheitsforschung schreitet in einem rasanten Tempo voran, begünstigt natürlich durch verfeinerte

Messmethoden und Medizintechnik im Bereich der modernen Nanotechnologie. Deshalb ist es eigentlich unverständlich, dass Schmerzpatienten in Arztpraxen oft immer noch nach denselben gängigen Diagnosemustern behandelt werden. Halsschmerzen? Da gibt es eben Analgetika. Hüftprobleme? Dafür haben wir Entzündungshemmer und Massagen in der Krankengymnastik. Zeit ist Geld, für den Patienten bleiben oft nur Minuten. In dieser viel zu kurzen Behandlungsspanne können sich Arzt oder Ärztin unmöglich einen Einblick in die ganz eigene Welt des Bewegungsapparates eines Patienten verschaffen. Was sich dort im Verborgenen abspielt, in Gelenken, Bandscheiben, Muskeln, Bändern, Nerven.

Die moderne Untersuchungsstrategie teilt deshalb die Aufgaben zum Wohle des Patienten: Zur ärztlichen Eingangsuntersuchung kommt der gründliche Physio-Check durch erfahrene Physiotherapeuten, die täglich am Bewegungsapparat des Patienten arbeiten und dafür bestens ausgebildet sind. Auf diese Weise erhalten die behandelnden Ärzte die physiotherapeutischen Befundinformationen, die sie in dieser Form selbst nicht erheben können. Über das Behandlungskonzept wird gemeinsam diskutiert. Dies führt dazu, dass sich Arzt und Therapeut auf gleicher Augenhöhe begegnen und der Patient im Mittelpunkt aller Betrachtungen steht, so dass am Ende die Behandlung kürzer, effektiver und erfolgreicher verläuft.

WAS BEDEUTET PHYSIO-CHECK?

Bei dieser Teil- oder Ganzkörperuntersuchung wird in einer systematischen Vorgehensweise der ganze Körper oder Teilaspekte des Körpers wie z. B. ein einzelnes Gelenk untersucht

Durch dieses Vorgehen können Fehlfunktionen am Bewegungsapparat oder einzelner Gelenke nicht übersehen werden. Untersucht werden vom obersten Halswirbel bis zum Großzehgrundgelenk sämtliche Gelenke und wichtigen Muskeln. Geprüft werden hierbei Beweglichkeit, Kraft, Stabilität, Schmerzprovozierbarkeit, Schwellungen und ggf. neurologische Defizite.

Abgeglichen werden diese manuell durchgeführten Funktionstests mit Patientenaussagen, wie z. B.: »Ich kann nachts nicht mehr auf meiner Schulter liegen.« So ergibt sich aus Anamnese und präziser Funktionsuntersuchung eine Arbeitsdiagnose des nächtlichen Ruheschmerzes. Bei dieser Vorgehensweise entsteht eine Treffsicherheit von rund 80 Prozent für die Arbeitsdiagnose und die Therapie, während z. B. Röntgenbilder ohne klinische Untersuchung eine Fehlerquote von mindestens 30 Prozent aufweisen.

Der Physio-Check basiert auf über 300 Einzeluntersuchungen nach weltweit gültigen Vorgaben der International Academy of Orthopedic Medicine (IAOM), spezialisiert auf Nichtoperative Orthopädische Medizin und Manuelle Therapie. Die Ausbildung ist extrem umfangreich, Diplome werden nur nach sehr strengen Kriterien vergeben.

Mit dem Physio-Check ertaste und prüfe ich Muskelfunktionen, Körperhaltung, Gleichgewicht, Koordinationsfähigkeit, Bewegungsabläufe sowie die Festigkeit von Gelenken und Wirbelsäule. Dabei geht es in gezielten Einzeltests um die Anatomie von Schultergürtel, Sprunggelenken, Bandscheiben, Muskelaufbau, neurologische und Reflextests, vor allem auch über die häufig Beschwerden verursachenden oberen Halswirbel und das Kiefergelenk, insgesamt über jedes einzelne Element unseres Stütz- und Bewegungsapparats.

Nach dem präzisen Check aller dieser Funktionen folgen die Arbeitsdiagnose und fast immer auch schon eine erste Behandlungsidee. Für dic nachfolgende Interpretation aller bildgebenden Verfahren sind meine Befunde enorm wichtig. Der Physio-Check ist die unerlässliche Basis für den gesamten Therapieverlauf. Er wird in dieser aufwändigen, gründlichen und individuellen Form anderswo nur sehr selten ausgeführt. Wenn alle Untersuchungsparameter geschlossen vorliegen, folgt unsere funktionelle und effektive Physiotherapie.

GESUND DURCH FUNKTIONELLE PHYSIOTHERAPIE

Hinter dieser wissenschaftlichen Bezeichnung versteckt sich ein ganz simpler Heilmechanismus. Gelenke oder andere Teile des Bewegungsapparats müssen funktionieren. Aber bei der Betrachtung und Beschreibung der Funktion unterteilen wir diese in:

- normale Funktion
- veränderte Funktion
- fehlende Funktion

Im Idealfall arbeitet der Stütz- und Bewegungsapparat problemlos.

1) Bei einem Hüftpatienten z.B. mit fortgeschrittener Arthrose liegt eine veränderte Funktion vor, weil er nicht mehr die volle Beweglichkeit hat.
2) Da die Veränderung des Gelenks dazu führt, dass er im Alltag Ausweichbewegungen machen muss, liegt zusätzlich eine Fehlfunktion vor.

Aus der Bewertung von vorhandenen, fehlenden und veränderten Funktionen ermitteln wir das sogenannte Entwicklungspotenzial des Patienten. Daraus ergibt sich dann das Therapiekonzept einer funktionellen Physiotherapie. Entscheidend dabei: Jede Erkrankung verläuft in gewisser Weise in Stadien. Und jedes Stadium stellt andere Anforderungen an Behandlung, Strategien und Überlegungen. In Arztpraxen werden Beschwerdebilder

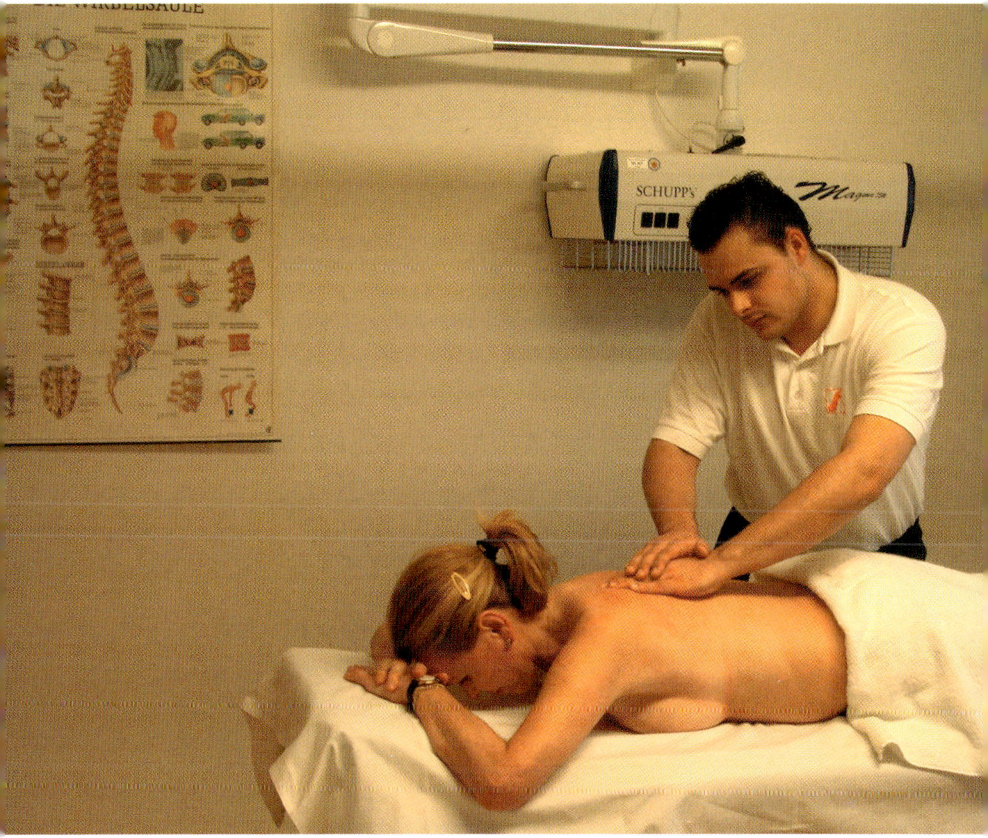

Weichteilbehandlung zur Vorbereitung der manuellen Therapie

oft verallgemeinert. Es heißt dann etwa: »Dieser Patient hat Arthrose.« Ich als Physiotherapeut möchte aber wissen, in welchem Stadium sich die Arthrose befindet. Denn danach richtet sich letztlich eine erfolgreiche Behandlung.

Ein wichtiges Thema

STURZPROPHYLAXE

Stürze im Alltag, Haushalt oder Beruf werden mehr und mehr zu einem gigantischen Kostenfaktor für die Sozialversicherungsträger. In der Orthopädie verursachen Frauen und Männer ab 65 Jahren durch Stürze ebenso hohe Gesamtkosten wie alles andere in diesem Fachgebiet der Medizin, das sich mit Störungen oder Anomalien des Stütz- und Bewegungsapparats beschäftigt. In Deutschland gibt es jährlich rund 120.000 sturzbedingte Schenkelhalsfrakturen, 50.000 Oberarmkopf- und Oberarmhalsfrakturen sowie 30.000 so genannte Radiusfrakturen. Dies sind Unterarmbrüche, meist verursacht durch Sturz auf die ausgestreckte Hand. Die zahllosen Wirbel- oder Rippenfrakturen werden statistisch gar nicht erfasst, weil nicht jeder Betroffene mit einer angebrochenen Rippe zum Arzt geht.

Behandlungskosten sind enorm: Eine Schenkelhalsfraktur kostet rund 25.000 Euro. Zehn Prozent der davon betroffenen über 70-jährigen werden Pflegefälle in den Pflegestufen 1 und 2. Weitere zehn Prozent kommen gar nicht mehr aus dem Krankenhaus, weil sie an Lungenentzündung oder an den Folgen der Bettlägerigkeit, Mangelbewegung und schlechter Beatmung sterben.

DIE EIGENE WOHNUNG ALS STURZRISIKO

Rund 70 Prozent aller Stürze ereignen sich im Haushalt. Davon wiederum vier Fünftel, weil Betroffene über so unbeschreiblich banale Hindernisse wie Teppiche, Teppichvorleger, Matten oder Leisten stolpern. Weil derlei Stürze volkswirtschaftlich so immense Gesamtkosten verursachen, sind sie längst auch Gegenstand statistischer Erhebungen und differenzierter Analysen geworden.

Die Frage stellt sich: Warum stolpert ein Mensch über einen Teppich, der nur einen Zentimeter hoch ist? Zunächst würde man antworten: »Ganz einfach, weil er den Fuß nicht hebt.« Da schließt sich freilich die Frage an: »Warum hebt er den Fuß nicht?« Die Antwort errechnet sich aus meiner jahrzehntelangen Erfahrung als Physiotherapeut: Weil der oder die Betroffene kein Gefühl mehr für das eigentlich belanglose Hindernis hat. Vielen älteren oder auch alten Frauen und Männern fehlt von ihrer so genannten kinestetischen Wahrnehmung her die spontane Urteilsfähigkeit: Hebe ich meinen Fuß jetzt wirklich, oder bin ich mit der Sohle gerade mal zwei Millimeter über dem Boden? So banal es klingen mag: Aus derlei bestürzenden Fehleinschätzungen, beispielsweise im Haushalt, kommt es zu Stürzen mit oft schwerwiegenden Folgen.

PROBLEM REAKTIONSZEIT

Viele Frauen und Männer im fortgeschrittenen Alter leiden zunehmend unter der Befürchtung oder gar der Angst zu stürzen und sich einen Bruch zuzuziehen. Dies führt zu übertriebener Vorsicht und Zaghaftigkeit, die das Strauchel- und Stolperrisiko noch erhöht. Latente Ursache ist der Verlust von Bewegungskoordination und Gleichgewichtsreaktion, die im Verlauf degenerativer Prozesse wie einer Arthrose im Bewegungsapparat verloren gehen. Wenn ich schon beim Physio-Check feststelle, dass ein Patient nicht in der Lage ist, auf einem Bein zu stehen, dass er Unterstützung braucht, um bei diesem simplen, aber enorm wichtigen Test nicht umzukippen, hat er für mich ein erhöhtes Sturzrisiko und ist für mich bereits ein Kandidat für ein Gleichgewichts- und Koordinationstraining, das ich »Sturzprophylaxekonzept« nenne.

Mit Hilfe des S3-Tests messen wir die Symmetrie, die Stabilität und die Sensomotorik. Alles zusammen könnte man auch als Reaktionszeit unserer Patienten bezeichnen. Ein gesunder 65-Jähriger hat bereits eine ums Fünffache verlängerte Reaktionszeit als ein Zwanzigjähriger. Wenn er aber noch eine Arthrose im Hüft- oder Kniegelenk hat, zusätzlich eine Gleitsichtbrille trägt und vielleicht wegen einem chronischen Schmerzzustand Medikamente einnehmen muss, verlängert sich seine Reaktionszeit bis zum Fünfzehnfachen. Dies bedeutet, dass er bei einem Straucheln oder Stolpern viel zu lange braucht, um adäquat zu reagieren, einen Sturz zu verhindern oder optimal abzufangen. Ich hatte zehn Jahre lang mein Therapiezentrum in einer großen Seniorenwohnanlage und hatte es dort mit sehr vielen Sturzverletzungen zu tun, 30 Prozent davon mit schwersten Gesichts- und Kopfverletzungen, weil die Reaktion gefehlt hat, sich vielleicht noch rechtzeitig am Geländer festzuhalten oder den Sturz mit den Händen abzufangen, also die Verletzungsintensität zu minimieren.

TRAINING FÜR DIE STURZVORBEUGUNG

- *Mit einem speziellen Übungsprogramm vermitteln wir älteren Frauen oder Männern wieder das Vertrauen in ihre Reaktionsfähigkeit und auch in die Koordination ihrer Bewegungen. Bei diesem »Training der Sinne« geht es um mehr Sicherheit im Alltag, um Ausdauer und den Aufbau von Körperkräften.*
- *Ein Kraftverlust von gerade mal zehn oder zwanzig Prozent, den wir bewusst gar nicht wahrnehmen, erhöht im Alltag das Sturzrisiko bereits um das Dreifache.*
- *Häufigste Auslöser sind die großen Muskeln, die uns beim Stehen und Gehen Stabilität vermitteln, weil zwangsläufig auch deren Gelenke am häufigsten betroffen sind, insbesondere also Hüft- und Kniegelenk, die auch am häufigsten von Arthrose befallen sind.*

Der wichtige Muskel im Hüftgelenk ist der so genannte Gluteus maximus, der große Gesäßmuskel, der die Streckung des Hüftgelenks durchführt und über die Rückenmuskulatur ein wichtiger Stabilisator der Haltung ist. Für ein stabiles Knie, und ebenfalls beteiligt an der aufrechten Haltung, ist ein kräftiger Oberschenkelmuskel, der unverzichtbar ist.

Wenn diese beiden Gelenke, oder auch nur eines davon, von einer Arthrose betroffen ist, verlieren wir unvermeidbar in den dazu gehörenden Muskeln unsere Kraft. Wenn aber diese Muskeln an Kraft verlieren, kann es zu einem Unfall kommen, den Betroffene oft so beschreiben: »Ich wollte die Treppe hinunter gehen – und auf einmal macht das Knie nicht mehr mit…« Die Reaktion folgt zu spät, es kommt zum Sturz – und zur Fraktur.

Diese beiden Muskeln werden bei uns bevorzugt mit Kraft trainiert, weil sie den größten Anteil an unserer aufrechten Haltung und unserer Bewegungsdynamik, also auch Kontrolle über die Bewegung haben. Ich erkläre meinen Patienten immer genau, woher ihre Beschwerden rühren und was im Rahmen ihrer Behandlung sinnvoll ist: entweder mehr zu tun, weniger zu tun – oder eben andere Trainingseinheiten zu absolvieren.

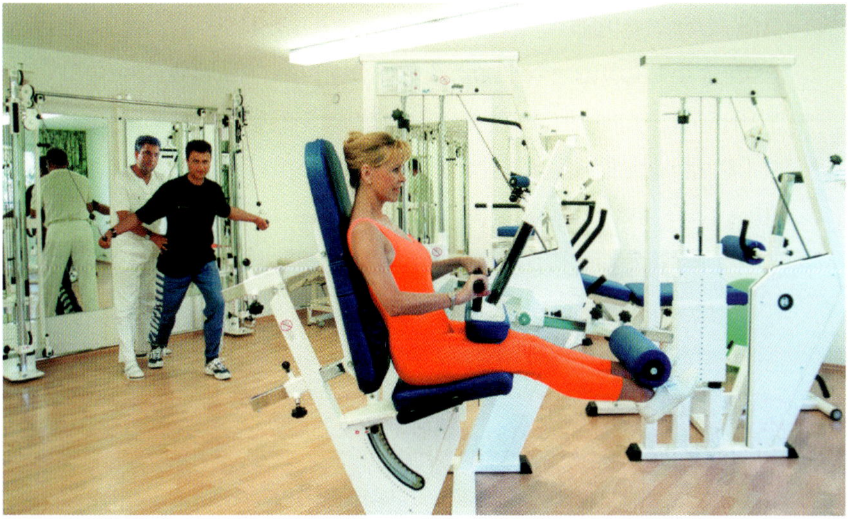

Kräftige Muskeln durch aktive Physiotherapie

STÜRZE DURCH HERZ-, KREISLAUF- UND SEHSTÖRUNGEN

Etwa ein Zehntel aller Stürze entstehen durch ganz kurze Sekunden-Blackouts. Ein jäher Blutdruckabfall löst eine Rhythmusstörung, eine Art Sekundenbewusstlosigkeit mit nachfolgendem Sturz und einer Fraktur aus. Stürze entstehen auch oft als Folge von Sehstörungen, durch Gleitsichtbrillen, Bifokalbrillen oder Brillen mit phototropen Gläsern, die Hell und Dunkel anpassen. Selbst junge Männer und Frauen brauchen vier bis sechs Wochen, um sich an eine Gleitsichtbrille zu gewöhnen, ältere Patienten ab 60 Jahren rund ein halbes Jahr. In diesem Gewöhnungszeitraum entsteht natürlich eine erhöhte Sturzgefahr, weil das rasche Einschätzen von nah und fern mit einer einzigen Augen- und Kopfbewegung vom Gehirn noch nicht ausreichend verarbeitet wird.

Durch eine Gleitsichtbrille entsteht für das Gehirn ein völlig neues Muster der Wahrnehmung in Verbindung mit einem funktionierenden Nervensystem. Das Gehirn muss sinnliche Eindrücke in kürzester Zeit aufnehmen, erfassen und neu berechnen – und dies muss trainiert werden. Wenn dann ein Patient auch noch eine Degeneration und eine eingeschränkte Beweglichkeit im Bereich der Halswirbel hat, und er dieses Defizit über entsprechende Augenbewegungen ausgleichen muss, irritiert er möglicherweise seinen Gleichgewichtssinn.

Auch das Schuhwerk spielt eine Rolle. Wenn Absätze an Damenschuhen vielleicht nur zweimal zwei oder dreimal drei Zentimeter groß sind, geht rund die Hälfte der Bodenkontaktfläche des Fußes verloren. Eine Frau hat dann nur noch mit dem Vorfuß vollen Bodenkontakt. Der ist aber wichtig, der Fuß ist schließlich eines der wichtigsten Wahrnehmungsinstrumente, mit dem wir einen Raum und auch die Bodenreaktionskraft erspüren. Patientinnen mit fortgeschrittenen Arthrosen und Fußdeformitäten sollten deshalb öfter einen Bequemschuh tragen, auch wenn der vielleicht nicht so hübsch aussieht. Mit Hilfe von Einlagen, Schuhzurichtungen und natürlich auch mit Maßschuhen lassen sich leichte und auch schwerere Deformitäten ausgleichen, sodass eine vernünftige funktionelle Gehbewegung gewährleistet ist.

STURZGEFAHR DURCH MEDIKAMENTE

Alle Arzneimittel, die zur Schmerztherapie verwendet werden, verändern die Reaktionszeit. Wer Schmerzmittel wie Ibuprofen, Diclofenac, Voltaren, Arthrotec oder ähnliche nimmt, sollte nicht mehr Auto fahren, weil die Reaktionszeit um das Drei- bis Fünffache verlängert wird. Wenn dann noch zusätzlich einer jener berühmten »Schmerzcocktails« eingenommen wird, wie sie in der Schmerztherapie nur allzu gern verordnet werden, also die Kombination eines jeweils peripher und zentral wirksamen Schmerzmittels mit einem Antidepressivum, verlängert sich die Reaktionszeit noch einmal um das Zehnfache. Aber auch die kognitive Leistungsfähigkeit lässt nach, also das rasche Erkennen eines Problems, auf das man zusteuert. Besonders gefährdet sind zwangsläufig Männer und Frauen, die ein bestimmtes Alter erreicht und bereits eine Arthrose entwickelt haben, eine Gleitsichtbrille tragen, an die sie sich noch nicht optimal gewöhnt haben und zusätzlich noch Schmerztabletten einnehmen.

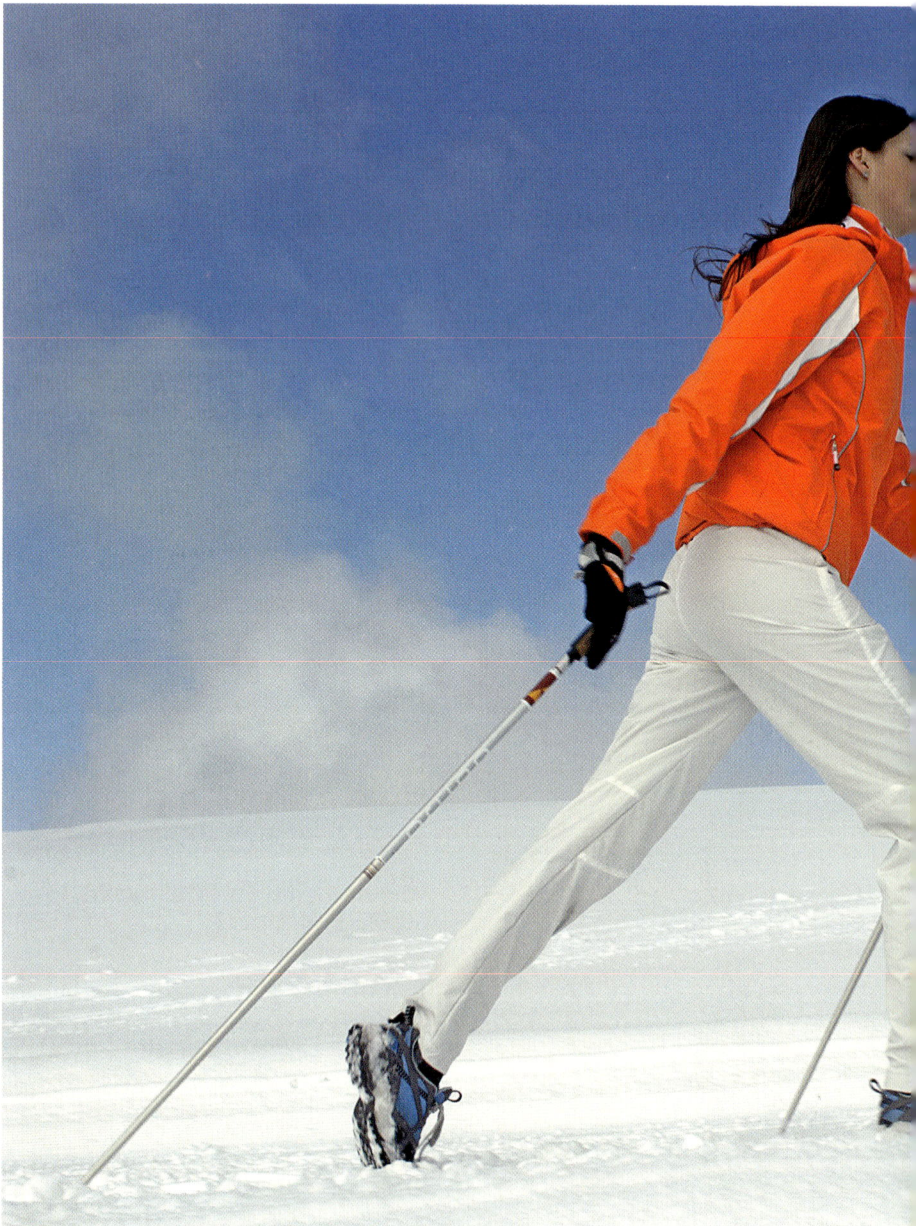

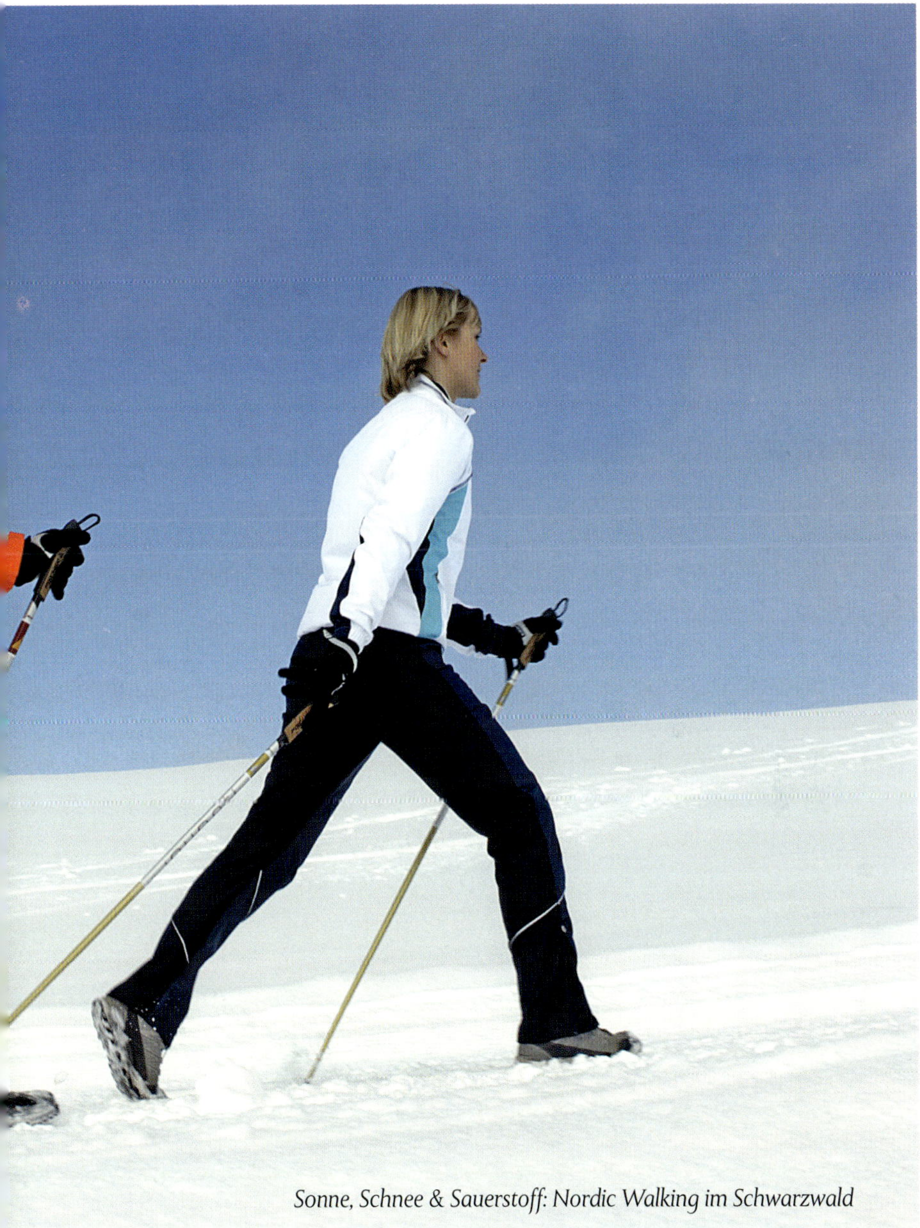

Sonne, Schnee & Sauerstoff: Nordic Walking im Schwarzwald

PHYSIOTHERAPIE IN DER PRAXIS

Unsere moderne funktionelle Physiotherapie ist zunächst einmal ganz und gar nicht nur akademisch, sondern volkstümlich und realitätsnah. Wenn ich etwa eine Patientin frage: »Sie können doch mit Ihrer betroffenen Hüfte gar nicht mehr richtig in einem tiefen, bequemen Sessel sitzen. Da kommen Sie doch gar nicht mehr heraus«, bekomme ich nicht selten die Antwort: »Nee, nee, da guck ich schon immer, wo ich mich hinsetze...«. Wenn ein Patient im fortgeschrittenen Stadium 3 seiner Arthrose nur noch 90 Grad Hüftbeugung hat, bekommt er in einem tiefen Sessel nach einer Viertelstunde Schmerzen, denn diese Sitzhaltung erzwingt 100 Grad Hüftbeugung, und die hat der Betroffene eben nicht mehr. Wenn er sich aus dem Sessel herausstemmen will, braucht er mindestens 120 Grad Hüftbeugung zum Hochkommen, und die hat er natürlich ebenfalls nicht.

Für jedes Gelenk gibt es alltagstypische Belastungsmuster und Erfordernisse, die bei degenerativen Veränderungen oder Verletzungen zu erheblichen Beeinträchtigungen führen können. Wir informieren unsere Patienten über all diese kleinen oder größeren

Mechanismen und Zusammenhänge, um sie aufzuklären, damit sie ihren Alltag als möglichst Unabhängige leben und als mündige Partner an ihrer Heilung aktiv mitwirken können. Optimale Information und Aufklärung über die Aktivitäten des alltäglichen Lebens sind ein ganz wichtiger Beitrag in der modernen Physiotherapie, der in der Prävention und Rehabilitation eine entscheidende Bedeutung zukommt.

WARUM SAUERSTOFF SO WICHTIG IST

Ohne ausreichend Leben spendenden Sauerstoff kann es in unserem Organismus auf Dauer keinen ausgeglichenen Stoffwechsel geben, jede einzelne Zelle unseres Organismus ist von diesem Element abhängig. Sauerstoffmangel in unserem Körper kann über einen veränderten Stoffwechsel zu erheblichen Funktionsstörungen von Muskeln, Gelenken, Bandscheiben, Bändern, Sehnen und auch Nerven führen. Deshalb spielt bei uns im Schwarzwald MedicalResort Obertal die so genannte Sauerstoff-Aktivtherapie, also das aerobe Ausdauertraining unter körperlicher Belastung und zusätzlicher Inhalation von Sauerstoff, eine so große Rolle. Da geht es darum, dass wir uns selbst bei Belastung auf dem Fahrradergometer oder auf dem Laufband stets so viel Sauerstoff zuführen, wie wir durch die Belastung verbrauchen, sodass kein Defizit entsteht, und wir stets in einer ausgeglichenen

Bilanz zwischen Sauerstoffverbrauch und Sauerstoffaufnahme stehen. Wir sollten also niemals über längere Zeit in eine Sauerstoffunterversorgung kommen. Je älter wir sind oder werden, desto empfindlicher reagiert unser Körper auf Sauerstoffmangel, und wir brauchen deutlich länger in den Regenerationsphasen und auch länger, um den Mangel wieder auszugleichen.

Aus der Trainingslehre und aus umfangreichen Studien wissen wir, dass eine einmalige Belastung im Sinne einer »sportlichen Betätigung« im anaeroben Bereich, dass heißt unter Sauerstoffschuld bei einer Trainingsintensität von 80 Prozent oder mehr, zwangsläufig zu einer Erholungsphase von mindestens 72 Stunden, also von drei Tagen führt. Bei älteren Menschen kann sich diese Erholungsphase noch einmal deutlich verlängern. Belastungen mit einer solchen Intensität hemmen vorübergehend nicht nur den Stoffwechsel, sondern können auch mechanisch für Knochen, Gelenke und Muskeln eine absolute Überforderung sein.

FIT DURCH SAUERSTOFF

Wir achten bei den Lauf- und Bewegungsprogrammen sorgsam darauf, dass der Sauerstoffstatus für die jeweilige Belastung ausgeglichen ist. Dies geschieht durch die präzise Überwachung der Pulsfrequenz mit einem modernen Meßsystem, z.B. einer Pulsuhr. Für den einzelnen

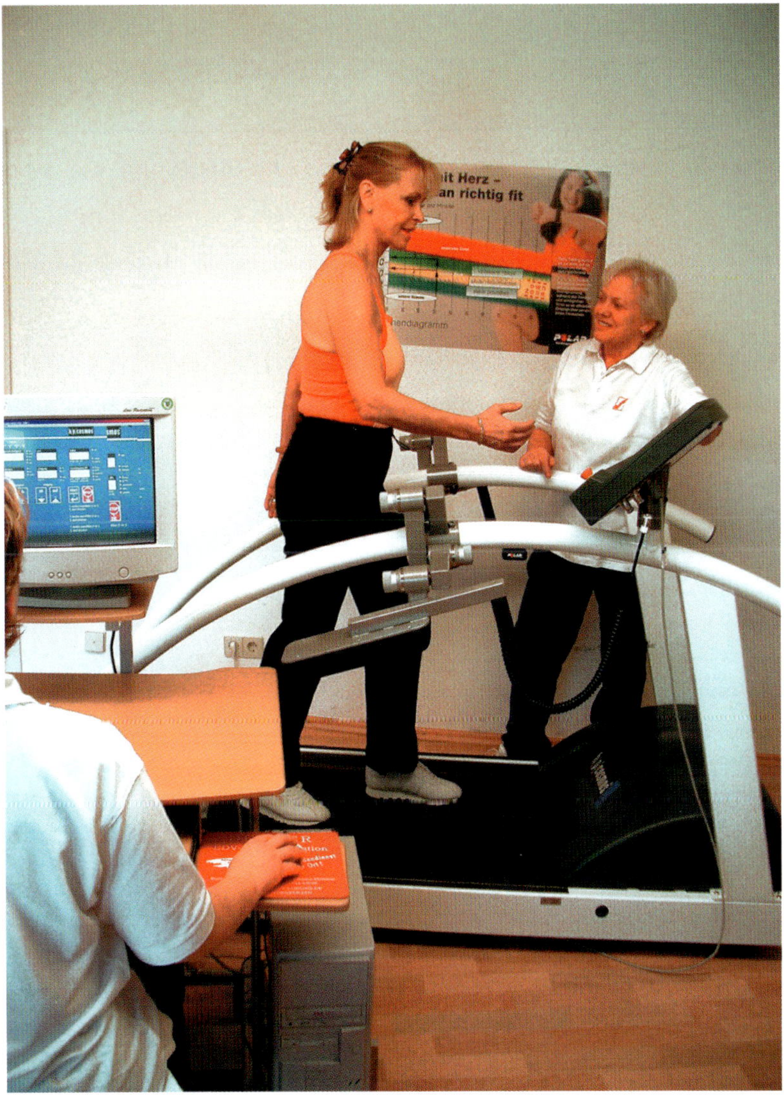

Gangschulung zur Verbesserung der natürlichen Mobilität

gilt daher, die Empfehlung mittels einer einfachen Faustformel für die individuelle optimale Pulsfrequenz zu ermitteln und im Bewegungstraining zu berücksichtigen. Diese Formel lautet 180 minus Lebensalter. Dies wiederum bedeutet, dass z. B. für einen sechzig- bis siebzigjährigen Menschen die optimale Pulsfrequenz zwischen 110 und 120 Herzschlägen pro Minute liegen wird. Genau dieser Bereich garantiert, dass wir bei sportlicher Belastung nicht in eine Sauerstoffschuld geraten und unser Stoffwechsel perfekt abläuft.

Dies kann hilfreich sein, denn so mancher Jungsenior neigt dazu, sich in seinem Übereifer zu überfordern und dabei über die aerobe Schwelle hinaus zu kommen. Solange man körperlich aus der Übung ist, muss man sich die Belastungsfähigkeit erst nach und nach wieder antrainieren. Natürlich hat dabei jeder Patient seine eigene Sauerstoff- und Belastungszone, die zu Beginn der Therapie erst ermittelt werden muss. Ich nenne dies die eigene individuelle Trainingszone, die zusätzlich mit Hilfe der Laktatmessung unter dem Belastungs-EKG ermittelt wird. Als ergänzende Empfehlung hierzu gilt, pro Stunde Belastung oder Sport in diesem optimalen Herzfrequenzbereich, mindestens einen Liter Wasser zu trinken. Auch dies ist ein wichtiger Aspekt für einen gut funktionierenden Stoffwechsel.

WICHTIGE HILFSMITTEL

Stöcke, Krücken, Rollatoren, Hüftprotektoren, aber auch optimales Schuhwerk, können Hilfsmittel sein, die erheblich dazu betragen, die Sicherheit während einer körperlichen Aktivität zu erhöhen. Aber auch die Entlastung und damit die Verminderung von Schmerzen sind wichtige Aufgaben und Funktionen von orthopädischen Hilfsmitteln.

So sehen wir die neue Fortbewegungsform mit Stöcken – nämlich das Nordic Walking – als hervorragende Maßnahme, um unter gezielter Entlastung trotzdem vernünftig sportlich unterwegs zu sein. Bei gut durchgeführter Nordic-Walking-Technik ist es durchaus möglich, bis zu dreißig Prozent der Bewegungsenergie, also der Druckbelastung, auf die Last tragenden Gelenke über die Stöcke abzuleiten. Dies führt dazu, dass zum einen übergewichtige Patienten die Belastung auf den Bewegungsapparat minimieren, zum anderen aber können Patienten mit schmerzhaften Gelenken durch das stramme Gehen mit zwei Stöcken durchaus soviel Entlastung und somit Schmerzlinderung erfahren, dass eine sportliche Bewegung über eine genau definierte Zeit neue Lebensqualität und ein besseres Wohlgefühl bringen.

Im Krankenhaus bekommen Patienten, die sich das Bein gebrochen haben, genau aus diesem Grund

Unterarmstützen. Der oder die Betroffene wird dann – je nach speziellem Problem – auf einen Ein-, Zwei- oder Vierpunktgang eingeschult, kann auf diese Weise einige Wochen lang das betroffene Bein entlasten.

ARTHROSE UND IHRE FOLGEN

Dieser degenerative Verschleißprozess ist eigentlich gar keine Erkrankung, ebenso wenig wie graue Haare, Falten oder das Nachlassen der Hautspannung, mit denen wir uns im Rahmen des Älterwerdens arrangieren müssen. Auch bindegewebige Strukturen wie die Knorpel altern schließlich auf ganz natürliche Weise. Erst wenn sich aus einer Arthrose eine Arthritis, also eine Gelenkentzündung entwickelt, sprechen wir von Pathologie oder Erkrankung.

Die klassischen Entzündungsmerkmale wie Wärme, Rötungen, Schwellungen, Schmerz und Funktionsstörungen, wie sie sich aus der Endsilbe »itis« bei der Arthritis ergeben, müssen dabei nicht immer vorherrschend sein. Denn gerade im Anfangsstadium einer Gelenksentzündung sehen wir häufig nur den Schmerz und eine Funktionsstörung als klinische Hinweise auf ein beginnendes Problem.

Aus aktueller Sicht sollten heute Ärzte und Therapeuten bei einer beschwerdefreien Arthrose keinerlei Therapie vornehmen, vielmehr ist es wichtig, dass der

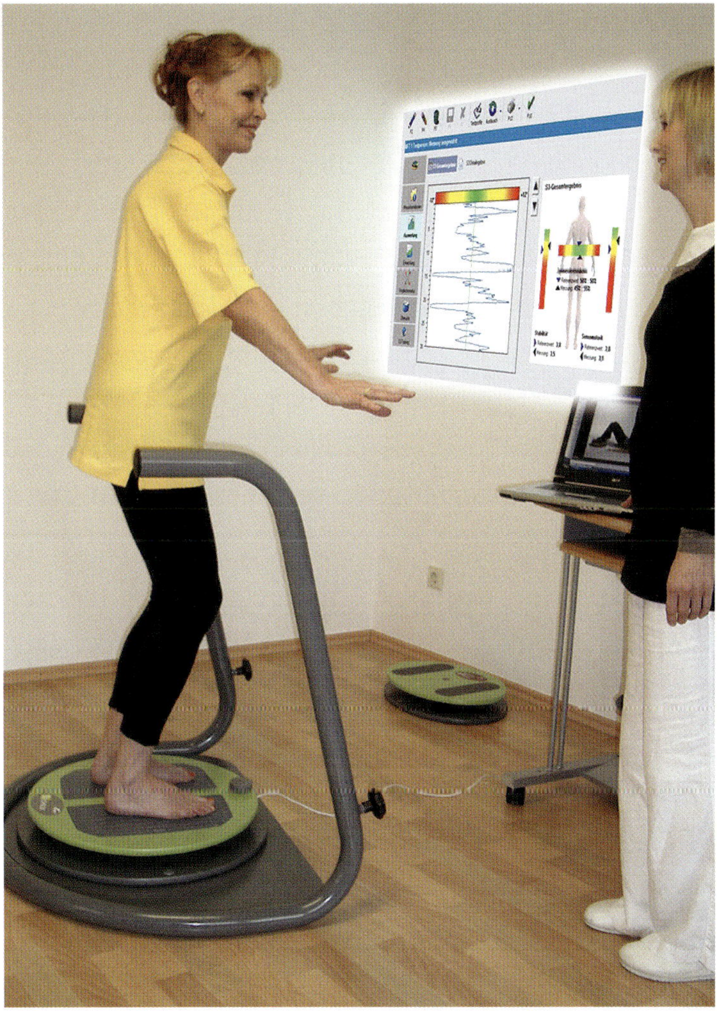

Koordinationstest zur Bestimmung der Gleichgewichtsreaktion

Patient im Rahmen eines guten Patientenmanagements aufgeklärt wird, wie er sich im Umgang mit Belastungen verhalten soll, und welche Möglichkeiten er selbst in Form von täglichen Übungsprogrammen hat, um einer progressiven Entwicklung der sich entwickelnden Funktionsstörung entgegen zu wirken. Das Ziel hierbei ist natürlich möglichst lange schmerzfrei zu bleiben, und dies bedeutet wiederum in vielen Fällen eine absehbare Operation so weit wie möglich hinaus zu schieben.

An dieser Stelle muss noch einmal deutlich betont werden, eine Arthrose lässt sich nicht heilen, sie ist ein pathophysiologischer Prozess, der alle Menschen mehr oder weniger, früher oder später, progressiv oder langsam verlaufend, ereilt. In vielen Fällen können die mit der Arthrose auftretenden Beschwerden vermieden oder erheblich gemildert werden, wenn dazu einige wichtige Rahmenbedingungen geschaffen werden.

DER SCHLÜSSEL ZUM LEBEN IST BALANCE

Gerade im Zusammenhang mit der Arthrose trifft diese Philosophie perfekt zu. Gelingt es über eine basische Vitalkost, die Reduktion der freien Radikale, über einen ausgeglichenen Säure-Basen-Haushalt, aber auch über eine vernünftige Balance zwischen Belastung und Erholung den Stoffwechsel zu optimieren, sind alle wichtigen

Voraussetzungen geschaffen, mit einer Arthrose die wenig Beschwerden verursacht, alt zu werden.

Denn eine Arthrose kann Folgen haben, sie hat meist eine sehr lange Verlaufsgeschichte. In dem Moment, in dem der Patient seine Arthrose spürt, hat dieser degenerative Prozess nicht erst gestern begonnen, sondern da hat sich vielleicht schon seit zehn oder fünfzehn Jahren so langsam eine Arthrose entwickelt. In der Regel beginnen Arthrosen, die dann später im Alter von 65 Jahren operiert werden müssen, irgendwo im Lebensalter von 40 Jahren. Freilich so langsam und schleichend, dass sich die betroffene Person gar nicht bewusst wird, dass da im Körper irgendetwas passiert.

Die ersten Anzeichen einer Arthrose sind Bewegungseinschränkung, Kraftverlust, Schmerz, Verminderung der Gehstrecke, erhöhte Sturzgefahr, Verlust der Koordination und leider häufig auch ein Verlust an sozialen Kontakten. Rund ein Zehntel aller von einer Arthrose Betroffenen über 70 Jahren verlieren soziale Kontakte, weil sie sich aufgrund ihrer Bewegungseinschränkung und der oft damit verbundenen Sturzangst nicht mehr aus dem Haus wagen. Daran schließt sich im ungünstigsten Fall noch eine psychosoziale Komponente an, mit depressiven Verstimmungen, Verzagtheit, Pessimismus, Angstzuständen.

DIE DREI STADIEN EINER ARTHROSE

Nach einer internationalen Definition kann und muss eine Arthrose durch alle drei Entwicklungsstadien schmerzfrei verlaufen. Freilich kommt es zur Bewegungseinschränkung, dies bedeutet aber noch lange nicht, dass sich auch Schmerz hinzugesellt. Arthrose ist schließlich primär eine degenerative Veränderung, die mit Schmerz überhaupt nichts zu tun hat. Wenn jedoch ein Mann oder eine Frau mit Knieschmerzen zum Arzt geht, macht der ein Röntgenbild und erklärt: »Sie haben ja eine Arthrose.« Es besteht jedoch keine Arthrose mehr, sondern bereits eine reaktivierte Arthritis, also eine Gelenkentzündung. Noch immer gibt es allgemein ein erhebliches Missverständnis zwischen einer Arthrose und einer Arthritis. Wir unterteilen Arthrosen in drei Stadien. Und weil sich Ampelfarben so trefflich für eine Unterscheidung eignen, habe ich diese Stadien mit den entsprechenden Farben grün, gelb und rot gekennzeichnet.

Stadium 1, grün:
Einschränkung der Bewegung

Wenn sich eine Arthrose entwickelt, zeigt sie sich – ganz egal an welchem Gelenk – jeweils am Ende einer Bewegung mit einer geringgradigen Einschränkung. In jedem Gelenk haben wir einen bestimmten Bewegungsumfang, den wir mit 100 Prozent bezeichnen. Für den Alltag brauchen wir davon im Normalfall aber nur drei Fünftel. Dementsprechend haben wir in jedem Gelenk eine Bewegungsreserve von 40 Prozent. Hin und wieder kommt es freilich zu extremen Bewegungen, die unser gesamtes Bewegungsausmaß erfordern. Es darf aber nicht sein, dass ein Gelenk im Alltag permanent am Endpunkt seiner Beweglichkeit beansprucht wird. Auf Dauer wird so ein Gelenk zwangsläufig zerstört.

Die Natur hat uns also großzügig eine so erhebliche Bewegungsreserve eingeräumt, dass wir eine beginnende Arthrose nicht spüren. Auch aus einem zweiten Grund nehmen wir eine Arthrose oft nicht wahr: Der Verlauf einer solchen degenerativen Gelenkerkrankung ist oft so schleichend und vollzieht sich über viele Jahre hinweg, dass der Körper ständig die Fähigkeit hat, sich einer jeweils veränderten Situation anzupassen. Und ein dritter Grund spielt mit: Man hat keine Schmerzen. Diese drei Gründe sind dafür verantwortlich, dass wir gewissermaßen den Startschuss einer Arthrose nicht mitbekommen. Deshalb gibt es für dieses Stadium die Farbe Grün unserer Arthrose-Ampel. Wir spüren die Arthrose nicht, sie bereitet keine Beschwerden oder Schmerzen und ist durch einen Arzt oder Therapeuten nicht behandlungsbedürftig.

Stadium 2, gelb:
mittelgradige Bewegungseinschränkung

Da wird es dann schon kritischer. Die 40 Prozent Bewegungsreserve sind nämlich jetzt aufgebraucht. Auf einmal wird dem oder der Betroffenen bewusst: »Hoppla, bei vielen ganz normalen und alltäglichen Handlungen bin ich am Ende der Beweglichkeit blockiert.« In diesem Stadium wird von dem Gelenk immer noch eine Beweglichkeit bzw. Belastung abgefordert, zu der das Gelenk nicht mehr oder nur noch teilweise in der Lage ist. Wird in diesem Stadium 2 dem Gelenk nun andauernd eine Bewegung abgefordert, zu der es nicht mehr in der Lage ist, sind die besten Voraussetzungen für eine reaktive Arthritis geschaffen.

Wenn es also zu einem Missverhältnis zwischen vorhandener Beweglichkeit und Belastbarkeit auf der einen Seite und zwischen der tatsächlich geforderten Bewegung und Einwirkung der Belastung auf der anderen Seite kommt, führt dies unweigerlich zu einem schmerzhaft irritierten Gelenk.

Die Farbe Gelb steht ja auch an der Ampel für Stopp, für Vorsicht – deshalb nenne ich das Stadium 2 auch das »Achtung-Stadium«. Um dieses Stadium zu erkennen, braucht man nicht unabdingbar ein Röntgenbild. Das klinische Bild ist eindeutig, das Röntgenbild bestätigt den Zustand und schließt große Pathologie aus.

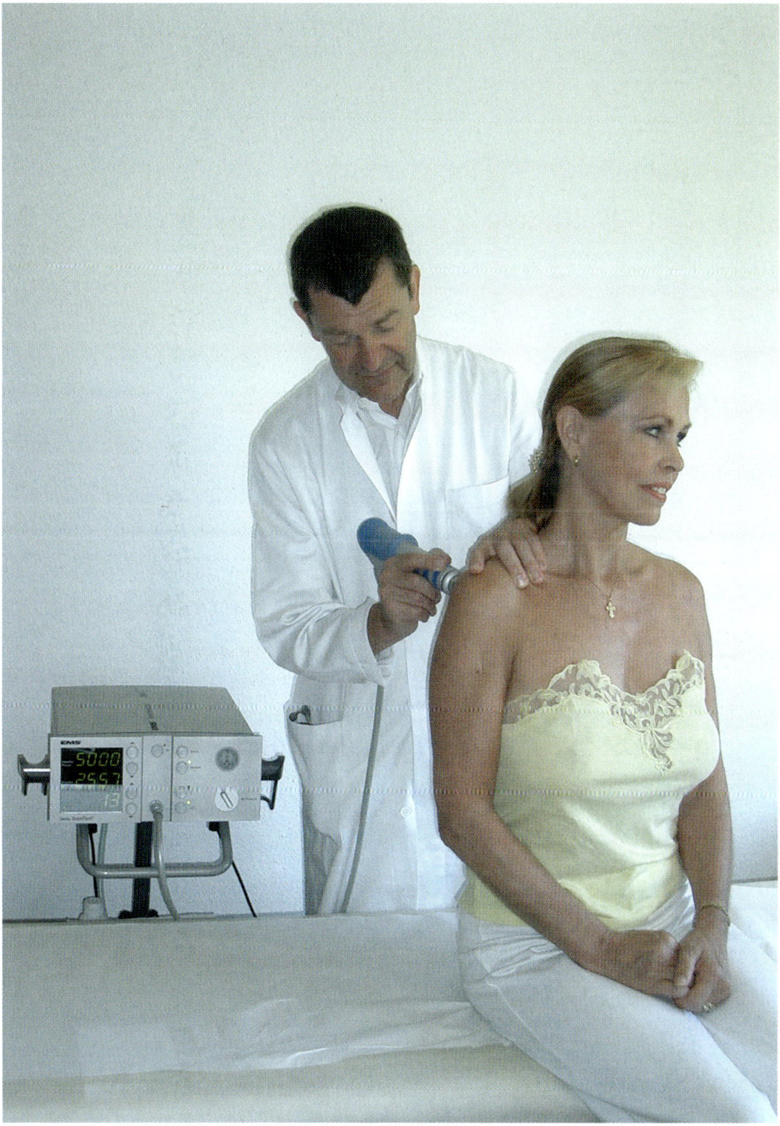

Schmerzblockierung durch Trigger-Stoßwellen-Therapie

Der Ratschlag an den Patienten lautet jetzt: »Aufpassen. Deine vorgesehenen Bewegungen sind nicht mehr im vollen Umfang machbar.« Konkretes Beispiel: Die normale Belastung durch eine vierstündige Wanderung hat sich auf die Hälfte, also auf zwei Stunden, reduziert. Diese Einsicht in die sensible innere Technik eines Gelenks muss ich Patienten immer wieder plausibel machen, damit sie an einer möglicherweise entstehenden Arthritis noch vorbeikommen.

Stadium 3, rot: Arthritisgefahr

Nun reichen bereits geringfügige Überlastungen aus, um eine Arthritis zu provozieren. Ein Beispiel: Ein Patient mit fortgeschrittener Hüft- oder Kniearthrose ist zwar beschwerden- und schmerzfrei, in seiner Bewegungsfähigkeit aber doch bereits erheblich eingeschränkt. Im Winter kann so ein Mann auf einer Eisplatte ausrutschen. Er kann einen Sturz zwar gerade noch abfangen, muss aber für diesen kurzen Schutzreflex enorm viel Energie aufwenden. Drei Stunden später setzt bei ihm der Hüftschmerz ein, 24 Stunden später hat sich bei ihm bereits eine fulminante Arthritis ausgeprägt.

Deshalb frage ich meine Patienten: »Seit wann haben Sie Schmerzen? Was gab es für einen Auslöser?« Bei einem guten Drittel aller Betroffenen mit einer reaktivierten Arthritis lässt sich der Auslöser präzise nachweisen. Deshalb setzt unsere Therapie so früh wie möglich ein. Wenn erst einmal 60, 70 oder 80 Prozent der Gesamtbeweglichkeit eines Gelenks verloren gegangen sind, bedeutet dies eine schwerwiegende Beeinträchtigung im Alltag. Dann ist es oft nicht mehr möglich, sich die Schuhe selbst zu binden. Die gute Nachricht: Ich sehe immer wieder Patienten ohne Schmerzen im Stadium 3. Was definitiv beweist und sich auch durch unsere Untersuchungen bestätigt, dass Arthrose überhaupt nicht so schlimm sein muss, wie sie ständig beschrieben wird. Entscheidend ist, dass sich keine Arthritis entwickelt.

Patientenmanagement bei Arthrose

Das wichtigste für Menschen mit einer Arthrose ist, dass sie genau über den Grad der arthrotischen Degeneration und das Ausmaß der Bewegungseinschränkung informiert sind. Diese Aufklärung findet bei mir im Rahmen des Physio-Checks statt. Vordringlich empfehle ich die Durchführung der Kernspin-Resonanz-Therapie zur Stimulierung des Knochenstoffwechsels und zur Anregung der Regenerationsfähigkeit des Gelenkknorpels. Gleichzeitig sollten wohl dosierte Bewegungs- und Trainingseinheiten, die von der Intensität und der Dauer her fein auf das jeweilige Stadium der Arthrose abgestimmt sind, unter dem fachkompetenten Coaching eines Physiotherapeuten stattfinden. Dazu eignen sich hervorragend Nordic Walking, Ergometertraining, Gymnastik, Streching und kontrollierte Belastung durch Krafttraining. Das Vibrations- oder Beschleunigungstraining mit Power Plate schafft eine ausgezeichnete neuromotorische Stimulation, die eine wichtige Voraussetzung für das anschließende sensomotorische Koordinations- und Gleichgewichtsreaktionstraining ist.

ARTHRITIS BEDEUTET SCHMERZ

Auch die Gelenkentzündung verläuft in drei Stadien, mit jeweils unterschiedlichem Schmerzprofil, das vom Patienten auch unterschiedlich wahrgenommen wird. Unerlässliche Diagnosehilfe ist die Visuelle Schmerzquantifizierung mit einer Analogskala von 1 bis 10, auf der Patienten ihren Schmerz individuell quantifizieren und eintragen können. Meine Frage lautet: Wie viel Schmerzen hat der Patient? Die Ergebnisse zeigen auf dieser weltweit angewendeten Skala hohe Übereinstimmung in allen drei Stadien. Innerhalb der klinischen Untersuchungen gibt mir die Schmerzskala zusätzlich Einblick in den Krankheitszustand des betroffenen Patienten.

Stadium 1, grün: tolerierter Schmerz

Auf der Analogskala umfasst dieser Schmerz die Stufen 1 bis 3. Er wird von 90 Prozent der Betroffenen meist ohne Medikamente toleriert. Es handelt sich also um einen Schmerz, den man gut aushalten kann, selbst wenn es sich um einen Dauerschmerz handelt. Typisch dafür sind Schmerzen während der Belastung, die nach der Belastung sofort wieder vergehen. Dies ist häufig der Fall beim Treppensteigen. Patienten kompensieren diesen Schmerz. Anstatt die Treppe hinauf- oder heruntergehen, was weh tut, fährt man eben mit dem Aufzug oder mit der Rolltreppe.

Ein weiteres typisches Beispiel: Beim Aufdrehen des Kronenverschlusses einer Sprudelflasche schießen heftige Schmerzen in den Daumen, sodass die Flasche fast aus der Hand fällt. Nach dem Ausschütteln der betroffenen Hand ist der Schmerz gleich wieder verflogen. Dieser Sekundenschmerz im Daumengrundgelenk unter Belastung im Stadium 1 verrät bereits viel über den Verlauf einer Arthritis. Manchmal schießt beim Anziehen eines Mantels der Schmerz in die Schulter, lässt aber unverzüglich nach, wenn der Mantel angezogen ist. Mit derlei Situationen kann der Patient noch gut umgehen, weil er sie entsprechend zu kompensieren vermag. Die Gefahr besteht freilich, dass die Gelenkentzündung fortschreitet.

Stadium 2, gelb: ein Schmerz, der bleibt

Diese Schmerzen im Bereich der Skala von 4 bis 6 können nicht mehr kompensiert werden, 60 bis 70 Prozent der davon Betroffenen benötigen Medikamente, um überhaupt damit leben zu können. Hier geht es um Schmerz, der während einer Belastung ansteigt, nach der Belastung – z.B. beim Sport – aber nicht sogleich nachlässt, sondern über Stunden hinweg oder auch über die ganze Nacht nachhallt. In dieser Phase 2 heißt es, genau wie an der Ampel: gelb – also Stopp. Die Gefahr eines chronischen Dauerschmerzes kündigt sich an, mit dem Übertritt in die bedrohliche Phase 3. Rund 60 Prozent der Betroffenen werden chronische Arthritis- und Schmerzpatienten, die dann irgendwann unaufhaltsam auf dem Operationstisch landen.

Rund 30 Prozent dieser chronischen Schmerzpatienten entwickeln ein Schmerzgedächtnis. Das heißt alle an der Schmerzwahrnehmung, Schmerzweiterleitung und Schmerzverarbeitung beteiligten Strukturen des zentralen Nervensystems entwickeln eine unkontrollierte Eigendynamik, die dazu führt, dass Schmerzen produziert und projiziert werden, obwohl aktuell kein direkter Schmerzauslöser besteht. Diesen Patienten ist äußerst schwer zu helfen, hier kommen in der Regel die Schmerztherapie und die psychologische Betreuung zum Einsatz.

Mitunter erklären mir Patienten: »Mein Arzt hat gesagt, damit muss ich leben, ich soll so lange wie möglich mit meinen Schmerzen ausharren, sie ertragen.« Doch jahrelang mit akuten Schmerzen zu leben, ist unerträglich. Irgendwann wird diesen Frauen oder Männern in der Endoprothetik ein künstliches Gelenk eingesetzt. Doch nicht selten zeigt sich, dass der Schmerz bleibt, weil sich bereits eine Automatisierung des Schmerzbildes eingeprägt hat. Derlei Gefahren entstehen aus dem Stadium 2 einer Arthritis. Wenn ich aber einen solchen Patienten frühzeitig behandeln kann, stehen die Chancen immerhin noch bei 70 oder 80 Prozent, dass er eine deutliche Schmerzlinderung oder gar Schmerzfreiheit erfährt.

Stadium 3, rot: schwerste Entzündungsschmerzen

In diesem Stadium steigen die Schmerzen auf der Visuellen Analogskala bis in die Bereiche 6 bis 9 an. Jetzt ist das gesamte Gelenk entzündlich betroffen. Die Gelenkshöhle und die innere Schleimhaut sind gänzlich entzündet. Das chemische Milieu im Gelenk ist sauer, abgesunken bis auf einen pH-Wert unter 6,8 und sorgt demnach dafür, dass das Gelenk von alleine nicht mehr zur Ruhe kommen kann. Dann entstehen im Gelenk auch so ungünstige Stoffwechselprozesse, dass der Patient sie alleine nicht mehr beherrschen kann. Er benötigt dringend ärztliche bzw. medizinische Hilfe.

Die Betroffenen entwickeln 24 Stunden am Tag Dauerschmerz. Bei Belastung steigt der Schmerz auf 6 bis 9, in Ruhe geht er auf 4 bis 6 herunter, nachts im Bett, wenn der Mann oder die Frau auf der betreffenden Hüfte oder Schulter liegt, steigt er wieder auf 6 bis 7 an. Oft ist der Schmerz so heftig, dass der Patient gezwungen ist, das Bett zu verlassen, sich zu bewegen, Eisbeutel aufzulegen oder Medikamente einzunehmen. Während das Schmerzstadium 2 in unterschiedlichen Bildern abläuft, stellt sich das Stadium 3 in stets derselben akuten Weise dar. Meine Patienten beschreiben mir, sie können nachts nicht mehr auf einer Seite, nicht mehr auf dem Rücken liegen. Jetzt besteht definitiver Handlungszwang. Wenn ein Gelenk nämlich im Stadium 3 ein halbes Jahr lang unbehandelt bleibt, ist es komplett zerstört, weil der chemische Prozess durch die Entzündung im Gelenk, zusätzlich zu allen von außen einwirkenden Faktoren, progressiv und aggressiv an der Gelenkzerstörung beteiligt ist.

IMMUNKRÄFTE STÄRKEN MIT THYMUS-PEPTID-THERAPIE

Ein entzündetes Gelenk braucht dringend Hilfe. Die verletzliche Gelenkschmiere und der sensible Knorpel werden von freien Radikalen angegriffen, die zerstörerisch in Zellen und Gewebe eindringen. Verheerender aber wirken sich Autoimmunprozesse aus, die durch ein entgleistes Immunsystem stimuliert werden und nur schwer beherrschbar sind.

Innerhalb des Immunsystems aktivieren Thymus-Peptide bestimmte Zellgruppen, nämlich die T-Lymphozyten, deren vorrangige Aufgabe es ist, artfremde Eindringlinge wie Bakterien oder Viren zu eliminieren. Zerstörte Zellen müssen aber auch so schnell wie möglich beseitigt werden. Dafür sorgen Makrophagen, die Fresszellen, eine kleine Untergruppe der T-Lymphozyten. Mit dem Zerfall von Chondrozyten, den Knorpelzellen, werden körpereigene so genannte Gewebshormone wie Prostaglandine oder Histamin freigesetzt, die eigentlichen Auslöser für Entzündungsprozesse.

Wenn es der Organismus mit Hilfe eines intakten Immunsystems schafft, den durch Zerstörung entstandenen Zellmüll zu beseitigen, verläuft die Entzündung in einem milderen Verlauf. Wenn jedoch die Entzündung zu weit fortgeschritten, der Zerstörungsprozess zu explosiv geworden ist, müssen wir als wesentliches Element einer Therapie erst einmal das Immunsystem stabilisieren.

Eine wichtige Komponente der Behandlung einer Arthrose oder einer reaktivierten Arthritis in jeweils allen 3 Stadien ist die Immun-Therapie mit Thymus-Peptiden. Wir behandeln unsere Patienten mit Thymosand, das solche natürliche, immunregulierende Thymus-Peptide enthält. Je früher diese Immun-Therapie einsetzt, desto gezielter können wir den Zustand des Patienten im Bereich einer vergleichsweise harmlosen Arthrose halten, und desto wirksamer beugen wir einer schmerzhaften Arthritis vor.

- Weitere therapeutische Komponenten im frühen Stadium der Arthritis sind die komplexe Physiotherapie und die Kernspin-Resonanz-Therapie. Dagegen ist im fortgeschrittenen Stadium der Arthritis die medikamentöse Behandlung auch durch Injektionen mit einem Lokalanästhetikum in Verbindung homöopathischer Komplexmittel oder mit Nichtsteroidalen Antirheumatika angezeigt.
- Im Stadium 1 und beginnendes Stadium 2 einer reaktivierten Arthritis hat die Physiotherapie die größten Chancen, durch eine gezielte, schmerzlindernde und funktionsverbessernde Therapie dem Patienten zu helfen. Doch leider machen wir die Erfahrung, dass wir die Patienten mit einer beginnenden Arthritis Stadium 1 sehr selten zu sehen bekommen. In diesem Stadium ist der Schmerz erträglich, meist geht es ohne Medikamente, weil der Patient auf irgendeine Art seine Belastung kompensiert. Wenn sich die Schmerzsituation verschlechtert und der Patient mit deutlich größerem Leidensdruck konfrontiert wird, sucht er in der Regel ein Kompetenzzentrum wie unser Schwarzwald MedicalResort Obertal auf, das über adäquate und bewährte Therapiekonzepte verfügt.

- Im Stadium 2 schränken sich die Therapiemöglichkeiten für die Physiotherapie deutlich ein, d. h. hier wird ein Therapieversuch mit wenigen Behandlungskomplexen durchgeführt. Kommt es zu einer deutlich objektivierbaren Verbesserung für den Patienten, hat die Physiotherapie als Basisbehandlung Vorrang. Tritt keine Besserung oder gar eine Verschlechterung ein, so steht die Basistherapie durch den Arzt an erster Stelle.
- Im Stadium 3 einer Arthritis gibt es keinen Handlungsspielraum mehr für die Physiotherapie, hier ist ausschließlich der Arzt in der Pflicht. Mit einer gezielten Medikation, hin und wieder auch mit einer Infiltration in das Gelenk, soll nicht nur eine Entzündungshemmung und eine Schmerzlinderung erreicht werden, es geht auch darum, das klinische Stadium herunter zu nehmen, um ggf. wieder eine Ausgangssituation für eine funktionelle oder komplexe Physiotherapie zu schaffen. Eine Schmerzreduktion und Entzündungshemmung bedeutet für den Patient nicht nur eine Erleichterung im Alltag, sie bedeutet auch für die Physiotherapie eine Chance zur Verbesserung der Funktionen mit einer besseren Alltagstauglichkeit.

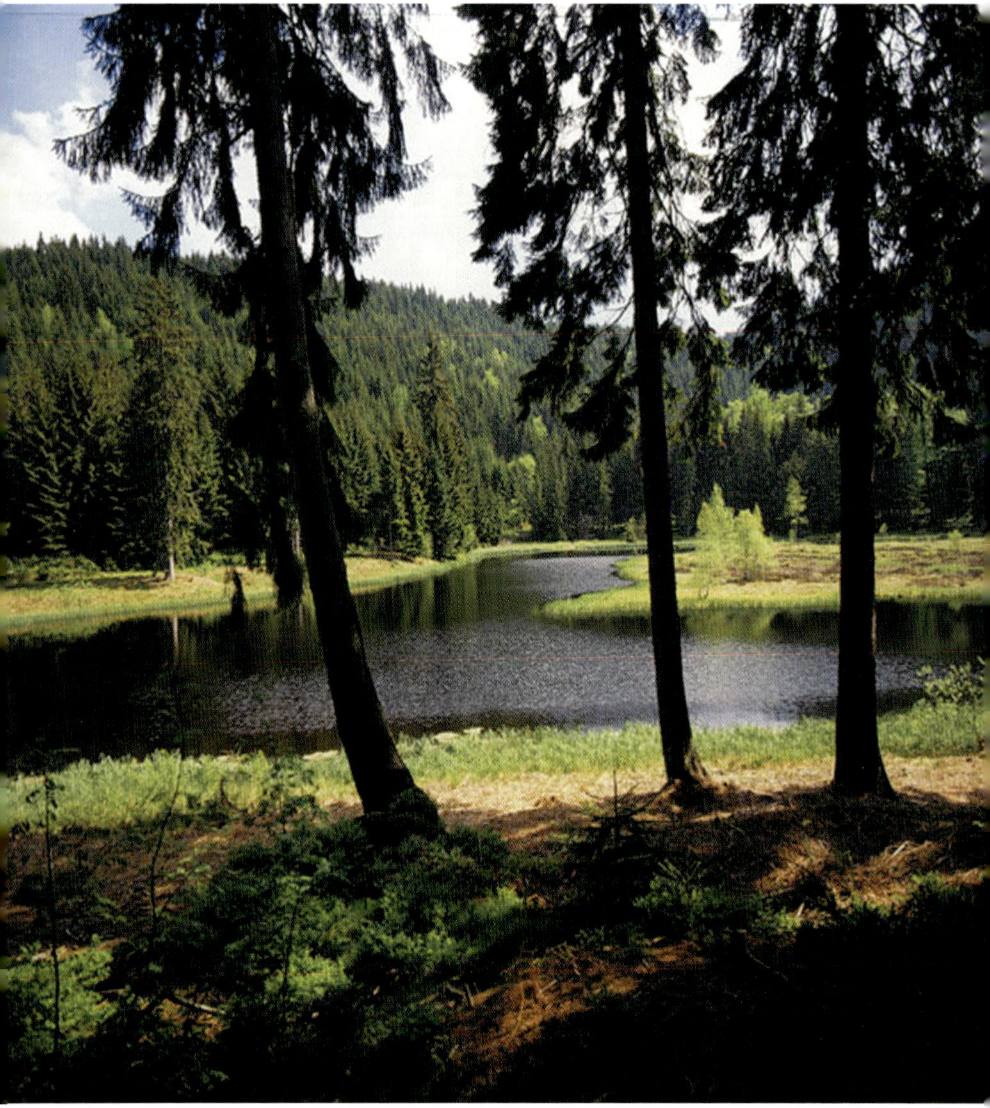

Schwarzwald: Ort der Stille und Genesung

WISSEN UND ERFAHRUNG SCHAFFEN SICHERHEIT

Fallbeispiele aus meinem physiotherapeutischen Berufsalltag

RASCHE HILFE BEI NACKEN-, RÜCKEN- UND GELENKSCHMERZEN

Viele Fälle ähneln einander – und doch ist jeder einzelne Fall stets individuell ausgeprägt, muss für sich selbst in seiner Gesamtheit erkannt, diagnostiziert und therapiert werden. Für mich als Physiotherapeuten spielt dabei die Erfahrung eine bedeutende Rolle. Das fachkundige Erkennen einer medizinischen Problemsituation, das sich oft nur aus den Erfahrungsmustern jahrzehntelanger intensiver Arbeit am Patienten entfaltet und ausprägt, verbunden mit der Hilfestellung durch modernstes medizinisch-technisches Großgerät für bildgebende Verfahren, wie Kernspin- oder Magnetresonanztomographie.

GUNNAR P.: SCHMERZEN IM KNIEGELENK

»Ich fühle mich absolut fit und gesund«, so stellte sich der 65-jährige Kommunikationstechniker bei mir vor, »lediglich mein linkes Kniegelenk bereitet Probleme, ich habe oft unerträgliche Schmerzen.« Gunnar P. war eine sportliche Erscheinung, er wirkte jung und vital, war seit zwanzig Jahren Marathonläufer. Doch seinem Lieblingssport konnte er kaum noch nachkommen. Seit einem Jahr nahmen die Schmerzen im linken Kniegelenk zu, schon nach kurzen Laufeinheiten war das Knie angeschwollen und es fühlte sich warm an. Seit einiger Zeit hatte er auch Schmerzen, wenn er Treppen abwärts ging.

Zu den zeitweilig heftigen Schmerzen gesellte sich eine zunehmende Unzufriedenheit, weil er oft nur beschränkt Lauftraining betreiben konnte. Trainingspausen wurden länger, insbesondere nach ausgedehnter Laufleistung und demnach höherer Belastung. Schmerzmittel und entzündungshemmende Medikamente halfen nur noch bedingt. Verständlich, dass Gunnar P. mit seinem Rentnerdasein unzufrieden war. Das Langstreckenlaufen in freier Natur fehlte ihm, sein bis dahin so erfüllendes Hobby. Sportmedizinisch machte Gunnar P. einen ausgezeichneten Eindruck. Kein Wunder, seine durchschnittliche Laufleistung pro Woche lag noch immer bei rund 50 Kilometern, in der Vorbereitung auf einen Marathon war es sogar das Doppelte. Die Intensität von zwölf Laufkilometern pro Stunde entsprach immer noch der Leistung eines ambitionierten Hobbyläufers. Doch nun fürchtete Gunnar P., irgendwann ganz auf seinen Freizeitsport verzichten zu müssen.

UNGÜNSTIGE PROGNOSEN DER ÄRZTE

Zwei Jahre vorher hatte sich Gunnar P. bereits einer Arthroskopie am linken Kniegelenk unterziehen müssen. Damals war akut ein Meniskusproblem aufgetreten. Die behandelnden Ärzte kamen zu der Prognose, dass wohl in absehbarer Zeit eine Schlittenprothese erforderlich sein werde, eine auf Kunststoff gleitende Kufe aus Edelstahl, die das natürliche Kniegelenk weitgehend ersetzt. Mit einer solchen Prognose war Gunnar P. verständlicherweise alles andere als glücklich. Zur Behandlung seiner Kniegelenksarthrose, die von Fachleuten als Gonarthrose bezeichnet wird, fand er schließlich den Weg zu uns ins Schwarzwald MedicalResort Obertal nach Baiersbronn.

GONARTHROSEN: *OFT BERUFLICH BEDINGT*

Wie alle anderen Arthrosen ist auch die Kniegelenksarthrose das Resultat eines Missverhältnisses zwischen Belastung und Belastungsfähigkeit. Häufigste Ursachen sind anatomische Anomalien, wie z. B. das X-Knie oder das O-Knie, als genetische Veranlagung spielen dabei eine Rolle, ebenso das Übergewicht, laut Statistik die dritthäufigste Ursache einer solchen degenerativen Erkrankung. Auch Unfälle aller Art, sportliche oder berufliche Extrembelastung, wie z. B. beim Bodenlegerhandwerk, führen oft zu einer solchen Arthrose.

Das Kniegelenk erweist sich dann als besonders empfindlich. Als mittleres und ebenfalls Last tragendes Gelenk der unteren Extremität muss es auf der einen Seite die Kräfte des Oberkörpers über den Oberschenkel aushalten, auf der anderen Seite die Bewegung und die Belastung des Fußes und des Unterschenkels übernehmen sowie kontrollieren.

Durch seine anatomische Konstruktion und die komplizierte Art der Arthrokinematik, gemeint ist die innere Gelenksbewegung, wird das Kniegelenk diesen Aufgaben gerecht. Zur Sicherheit und kontrollierten Bewegung des Gelenks tragen Muskeln bei: einerseits Muskeln, die vom Unterschenkel kommend über das Kniegelenk ziehen, andererseits Muskeln, die sich, vom Oberschenkel kommend, nach unten über das Kniegelenk erstrecken.

Schon beim Physio-Check zeigten sich auffallende Veränderungen im Kniegelenk, so z. B. ein deutlicher Hinkmechanismus links mit einer in der Bewegung erkennbaren Belastungsverminderung, dem so genannten Schongang. Im Stand war eine deutliche Beugung des Kniegelenks bei gleichzeitiger O-Beinstellung erkennbar. Unübersehbar war auch die gesamte Schwellung des Kniegelenks als Ausdruck einer signifikant erhöhten Stoffwechselaktivität, so wie wir sie von reaktivierten Entzündungsprozessen her kennen.

SCHMERZEN BEI DER KNIEBEUGUNG

Die aktive Kniebeugung war bei Gunnar P. nur eingeschränkt und unter Schmerzen möglich, der Einbeinstand links unsicher und instabil. Als nächstes untersuchte ich das Kniegelenk in Rückenlage auf Beweglichkeit, Bandstabilität und Muskelkraft über alle Achsen und Ebenen. Die Stabilität war gegeben, die Kraft jedoch schmerz- und schonungsbedingt reduziert. Der Mobilitätstest wies eine deutlich verminderte Beugung und Streckung auf. Das betroffene Kniegelenk konnte nur noch zu 70 Prozent gebeugt werden, die Endstreckung war um 10 Prozent vermindert. Die Streckung gegen einen gehaltenen Widerstand war für den Patienten äußerst schmerzhaft, die Kraft deutlich vermindert. Bei der Palpation, der Untersuchung durch Abtasten, zeigte sich rund um das Kniegelenk eine deutliche Schwellung mit einer größeren Flüssigkeitsansammlung in der Kniekehle, außerdem eine deutliche Erwärmung im gesamten Kniegelenk.

HILFE DURCH PHYSIOTHERAPIE

Nach einer Reihe von Laboruntersuchungen und einer Abklärung mittels Kernspintomographie, führten wir bei Gunnar P. eine Gelenkpunktion durch, also eine Entlastungspunktion des Gelenkinnenraums. Das physiotherapeutische Behandlungsprogramm umfasste eine unterstützende Lymphdrainage, Krankengymnastik mit manueller Therapie, einen vorsichtigen und zurückhaltenden Kraftaufbau, ein unbedingt notwendiges Koordinationstraining und, bei entsprechender Verträglichkeit, die Arbeit an der so genannten Power Plate, die mit dreidimensionaler Vibration eine vermehrte Muskelaktivität auslöst.

Während der ersten Behandlungstage war für Gunnar P. ansonsten absolute Ruhe und Entlastung angesagt, gehen durfte unser Patient nur mit Gehstützen, um das betroffene Knie von jeglicher Belastung freizuhalten. Nach 8 Tagen begann für ihn ein sportphysiotherapeutisches Programm, eine Kombination aus Therapie und kontrollierter Belastung. Nach drei Wochen konnten wir einen zufriedenen Patienten aus unserer

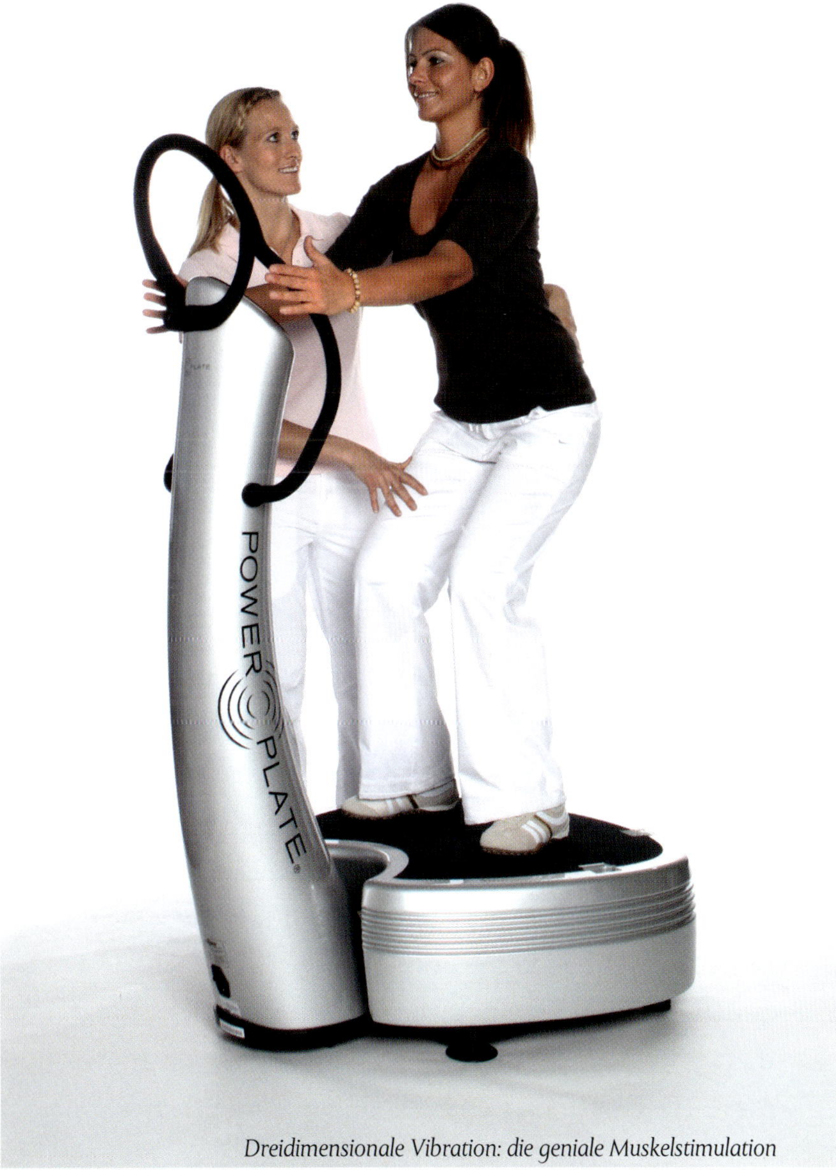

Dreidimensionale Vibration: die geniale Muskelstimulation

Obhut entlassen. Gunnar P. konnte jetzt sogar bei geringer Belastung wieder völlig schmerzfrei Rad fahren.

In unserem Fallbeispiel war es möglich, aus einem Läufer einen Radfahrer zu machen, weil sich Gunnar P. in seinem Alter noch keine Knieprothese einsetzen lassen wollte. Ambitionierte Hobbysportler sind meist sehr kritisch. Sie erweisen sich einerseits als bereitwillige Patienten, wenn es darum geht, sich zu plagen und einen Therapieerfolg zu erkämpfen. Andererseits neigen sie zu Unzufriedenheit, weil ihnen während einer längeren Trainingspause oder auch während der Rekonvaleszenz der täglich hohe Endorphin-Spiegel fehlt, das euphorisierende Peptid, das in der Hirnanhangdrüse bei intensiver Dauerbelastung synthetisiert wird.

In einer solchen Situation sind Patienten mitunter nicht leicht zu führen und mitunter auch nicht ausgesprochen einsichtig oder kooperativ. Gunnar P. aber kann bei gut dosierten Trainingseinheiten, bei Einhaltung von Belastungs- und Erholungsphasen, sowie einer fein abgestimmten Medikation durchaus noch etliche Jahre Spaß am Radsport mit gelegentlichen kleineren Laufeinheiten haben und eine erforderliche Knieoperation möglicherweise noch einige Jahre hinauszögern.

Die von den Ärzten verordneten Maßnahmen waren eine gründliche Entsäuerung des Organismus. unterstützt durch die basische Vitalkost, eine Immunregulation mit Thymus-Peptiden und täglich eine einstündige Behandlung mit dem Kernspin-Resonanz-Verfahren, bei welchem Hochfrequenzimpulse in einem Magnetfeld auf das betroffene Gelenk einwirken. Dies aktiviert den Stoffwechsel des Knorpelgewebes und fördert dessen Regenerationsfähigkeit.

MARION H.: OSTEOPOROSE – DER PORÖSE KNOCHEN

Die 72-jährige Patientin machte bei der Begrüßung einen zerbrechlichen und untergewichtigen Eindruck. Sie schien kaum in der Lage zu sein, aufrecht zu gehen oder zu stehen, wirkte depressiv verstimmt, klagte über Schmerzen im ganzen Rücken und in der Wirbelsäule. Sie lebte allein in einem kleinen Appartement in einer Seniorenwohnanlage in Hannover.

In einem ersten Informationsgespräch erzählte Marion H., dass sie in den vergangenen fünf Jahren sieben Zentimeter kleiner geworden war. Ihr Rücken hatte sich immer mehr verformt, in den letzten Jahren hatte sie sich immer wieder bei geringfügigen, eigentlich ganz und gar undramatischen Stürzen Knochen gebrochen. Das letzte größere Ereignis lag zwei Jahre zurück, es war eine Schenkelhalsfraktur links mit anschließender Hüftoperation, bei der sie ein neues Hüftgelenk eingesetzt bekam. Der Sturz hatte sich vor ihrer Haustüre ereignet.

Marion H. war auf dem Heimweg über einen Schuhabstreifer gestolpert. Seither hatte sie große Angst, das Haus zu verlassen, sie fürchtete erneut zu stürzen. Zu Hause legte sie nur noch kurze Wegstrecken zurück, die meiste Zeit saß sie in einem bequemen Ohrensessel. Sie klagte zusätzlich über eine erhebliche Kurzsichtigkeit, bedingt durch eine angeborene Makula-Degeneration, einer Netzhauterkrankung. Dem Dauerschmerz versuchte sie durch eine Rundrückenhaltung auszuweichen.

EINE ÄNGSTLICHE, UNSICHERE PATIENTIN

Aus dem Gangbild einer Patientin lese ich meist bereits viel heraus. Marion H. ging mit kurzen Schritten, äußerst unsicher, mit einem Gehstock in der rechten Hand. Die Haltung war stark gebeugt, der Kopf weit nach oben gestreckt, um überhaupt nach vorne blicken zu können. Bei der prüfenden Betrachtung ihrer Wirbelsäule schien der Brustkorb direkt auf dem Becken zu sitzen. Ausgeprägte seitliche Rumpffalten, die so genannte Taillenfalte, bestätigten diesen Verdacht. Hüft- und Kniegelenk waren im Stand leicht gebeugt, erkennbar war ein deutlicher Muskelschwund im ganzen Körper. Weil die Patientin ängstlich und unsicher war, war eine Bewegungsuntersuchung im Stand nur bedingt und eingeschränkt möglich.

VOLKSPROBLEM OSTEOPOROSE

- *Von der primären Osteoporose sind 95 Prozent der älteren Patienten zunächst durch das Alter und zusätzlich durch hormonelle Veränderungen betroffen, die restlichen fünf Prozent erkranken sekundär am Knochenschwund, z. B. durch eine Schilddrüsenüberfunktion, durch Kalziumstoffwechselstörungen, Immobilisation, eine Langzeit-Kortison-Therapie oder durch einen Mangel an Geschlechtshormonen beim Mann.*
- *Sowohl die primäre, als auch die sekundäre Osteoporose sind durch einen Verlust der Knochenmasse und eine Verminderung der Knochendichte gekennzeichnet. Dies führt letztlich zu einem erhöhten Knochenbruchrisiko. Im fortgeschrittenen Stadium kann es ohne Fremdeinwirkung und ohne besondere Anzeichen, so z. B. beim Husten, plötzlich und unerwartet zu einer Spontanfraktur von Rippen kommen.*
- *Mehr als die Hälfte aller Frauen über 70 Jahren leiden am Knochenschwund, verursacht meist durch Östrogen-Mangel. Auch jeder fünfte Mann ist von einer verfrühten Osteoporose betroffen. In Deutschland ereignet sich alle eineinhalb Minuten ein osteoporosebedingter Knochenbruch.*

GUT BEWEGLICHE GELENKE

Eine weitere Untersuchung unserer neuen Patientin fand im Liegen statt. Erstaunlicherweise zeigten sich alle Gelenke und auch die Wirbelsäule gut beweglich, soweit sich dies aus liegender Position bestimmen ließ. Allerdings fiel eine ausgeprägte Muskel-Dysbalance auf, also ein Ungleichgewicht der Muskeln. Sie war gekennzeichnet durch zum Teil schmerzhafte Verkürzungen von Muskeln und erheblichem Kraftverlust. Der Kraftstatus der Patientin lag auf einer bis 5 reichenden Skala nur bei Position 3.

Auch das operierte Hüftgelenk war funktionell in Ordnung, aber die zugehörige Muskulatur zeigte eine zu geringe Aktivität. Die erforderlichen weichen Bewegungen durch die Untersuchung empfand Marion H. als angenehm und wohltuend. Durch die Haut ließen sich an nahezu allen Körperstellen die Knochen gut ertasten. Die physiologisch richtige Lagerung, verbunden mit einer weichen, speziellen Triggerpunktbehandlung brachte der Patientin rasch Erleichterung. Sie wünschte sich wiederholt eine weitere Art dieser Behandlung.

ARBEITSDIAGNOSE UND THERAPIE

Grundlage einer Behandlung war eine sorgfältige und umfassende Diagnose. Sie zeigte bei Marion H. eine ausgeprägte Osteopenie, also eine Abnahme an Knochengewebe, außerdem eine Osteoporose im fortgeschrittenen Stadium 3. Bei der Patientin stellten wir ein generalisiertes myalgisches Schmerzsyndrom mit begleitender Muskelschwäche fest, außerdem eine psychische Verstimmung mit ausgeprägter Sturzangst. Der Befund zeigte auch einen mittelgradigen, genetisch determinierten Muskelabbau. Das linksseitig eingesetzte künstliche Hüftgelenk funktionierte gut.

Zusammenfassend bestand für die Patientin, durch Kurzsichtigkeit, die ausgeprägte Muskelschwäche, durch das mangelnde Bewegungstraining und durch die Sturzangst ein erhebliches Sturzrisiko mit einer hohen Knochenbruchwahrscheinlichkeit, bedingt durch die fortgeschrittene Osteoporose-Osteopenie Stadium 3.

Zum Diagnosebefund trugen zusätzlich eine so genannte Osteodensitometrie bei, also eine Knochendichtemessung zur Bestimmung der Knochenmasse, zur Abschätzung des individuellen Frakturrisikos und des Schweregrads der Osteoporose. Eine Körpergewichtsanalyse, eine Kontrolle des Hormonsystems und eine Reihe von Laboruntersuchungen rundeten die Gesamtdiagnostik ab.

Wir entwickelten unter ärztlicher Aufsicht individuell für Marion H. ein Aufbauprogramm mit Schmerzmedikation und Diätetik auf der Basis einer speziellen Eiweißergänzung mit Aminosäuren zum Muskelaufbau.

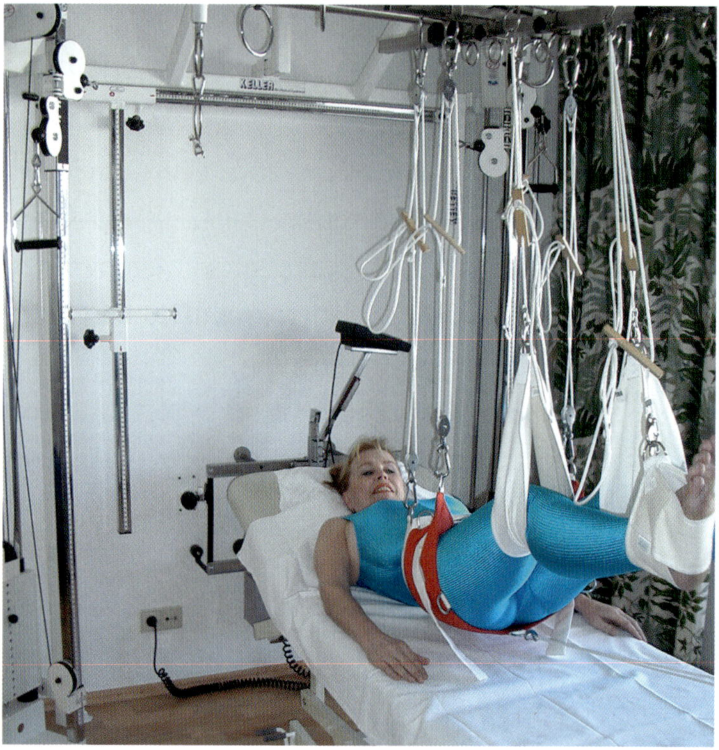

Traktion im Schlingentisch zur Mobilisation der Wirbelsäule

In der Physiotherapie unterzog sich die Patientin einem sanften Bewegungstraining, jeweils behutsam dem aktuellen Belastungszustand angepasst. Es bestand aus weichen, aktiven und passiven muskulären Behandlungstechniken. Hinzu kam eine Gangschulung mit zunehmender Wegstrecke, täglich drei kurze Spaziergänge mit Begleitung. Auch die bewährte Power Plate mit ihren Muskel stimulierenden Vibrationen setzten wir bei der Behandlung in kurzen Einheiten ein.

EINE GLÜCKLICHE PATIENTIN

Der Allgemeinzustand von Marion H. erforderte einen mehrwöchigen Aufenthalt, dabei war unser Ziel, eine Gewichtszunahme von drei bis fünf Kilo zu erreichen. Durch die psychologische Betreuung, eine Anpassung der Brille, und ein spezielles Sturzprophylaxe-Programm konnte das Sturzrisiko der Patientin erheblich vermindert werden. Die Patientin genoss die fürsorglichen Arztgespräche sowie Kontakte mit anderen Patienten. Ihr Aufenthalt bei uns in Obertal, in einem der schönsten Hochtäler des Nordschwarzwalds, wurde für sie zu einem erholsamen Therapieurlaub. Dazu passten auch die täglichen kleinen Einheiten der Physiotherapie mit hervorragenden Ergebnissen.

Im Sinne unseres »Patientenmanagements« nahmen wir als weiterreichende Betreuung auch mit der Seniorenwohnanlage Kontakt auf, in der Marion H. in Hannover lebte, um wichtige Fakten in Bezug auf die Zeit nach ihrer Entlastung abzuklären. Dazu zählten ein individueller Ernährungsfahrplan, eine Kontrolle der Medikamente, die Marion H. weiterhin einnehmen sollte, ein Gehirn-Jogging als Gedächtnistraining sowie eine psychosoziale Einbindung mit regelmäßiger Teilnahme an Gruppen- und anderen Aktivitäten. Marion H. verließ uns schließlich als glückliche Patientin, mit der Aussicht auf viele schmerzfreie Jahre mit stabilisierten Knochen.

MANUELA W.: QUÄLENDE OHRGERÄUSCHE

Für die 48 Jahre alte Buchhalterin Manuela W. aus Essen wurden ihre Ohrgeräusche unerträglich. Seit Jahren litt sie bereits unter Nackenverspannungen, an zusehends häufiger auftretenden Kopfschmerzen mit Konzentrationsstörungen und entsprechendem Leistungsabfall. Zusätzlich klagte die Patientin über ein hohes Pfeifen im rechten Ohr, das sie seit mehr als sechs Monaten quälte. Zu Beginn hatte sie diesem Geräusch keine Aufmerksamkeit geschenkt, schließlich hielt das hohe Pfeifen nicht ständig an, sondern war nur sporadisch zu hören. Doch ihr Tinnitus, der Pfeifton, wurde immer lauter und war zusehends länger präsent. Schließlich ertrug sie es nicht länger, und Manuela W. konsultierte einen Hals-Nasen-Ohren-Facharzt.

Die Untersuchung des Hörvermögens blieb ohne Befund, der HNO-Facharzt postulierte lediglich eine Durchblutungsstörung im Innenohr. Zur Therapie erhielt die Patientin täglich zehn Infusionen mit einem durchblutungsfördernden Medikament. Manuela W. berichtete anfänglich über eine vorübergehende Verbesserung, doch bald sank ihr Zustand wieder auf das vorherige schlechte und bestürzende Niveau zurück.

DER ERSTE PHYSIO-CHECK

Bei ihrem Besuch bei uns im Schwarzwald MedicalResort Obertal bestätigte uns die Patientin, dass ihre Befunde bezüglich Blutdruck, Herzfunktion und das Blutbild bzw. auch ihr Gewicht normal waren. Ihre Körperhaltung und die Form der Wirbelsäule wichen allerdings deutlich von einer normalen aufrechten Haltung ab. Das Gangbild zeigte ein dezentes Hinken, es war auch nicht seitengleich synchron. Wir Physiotherapeuten bezeichnen dies als negativ dekompensierte Haltung, wenn dabei Symptome des Halte- und Bewegungsapparats auftreten.

Im Detail zeigte sich bei Manuela W. eine Fehlstellung der Füße im Sinne eines beidseitigen Knick- und Senkfußes, sowie ein Beckenschiefstand mit einer entsprechenden Beinlängendifferenz, außerdem eine mehrbogige Skoliose, eine seitliche Verkrümmung über alle Abschnitte der Wirbelsäule. Das gesamte Bewegungsausmaß der Wirbelsäule war vermindert, für den Alltag allerdings immer noch gut ausreichend.

Nun ging es beim Physio-Check um die lokale Betrachtung und Untersuchung von Kopf- und Halswirbelsäule. Da entdeckte ich eine erhebliche Funktionsstörung und eine Hypomobilität, also eine Verminderung der Beweglichkeit der oberen Halswirbelsäule mit einer begleitenden Dysokklusion. Dies ist eine veränderte Bisslage mit asymmetrischer Aktivität der Kaumuskulatur. Alle Bewegungen des Kopfes nach rechts verstärkten deutlich das Ohrgeräusch.

Manuela W. hatte dreißig Jahre einer sitzenden Tätigkeit als Buchhalterin hinter sich, davon 20 Jahre hinter einem PC, deshalb zeigte die gesamte Wirbelsäule aufgrund der Fehlstatik auch einen ausgeprägten Verspannungszustand der gesamten Rückenmuskulatur. Alle anderen großen Körpergelenke wiesen hingegen eine normale Funktion auf, die Muskulatur der Arme war allerdings zu schwach ausgeprägt. Die Beinmuskeln befanden sich in einer ausgeprägten Fehlbalance mit erheblichen Verkürzungen und einem Verlust der Flexibilität.

**TINNITUS:
WENN DAS OHR NICHT
ZUR RUHE KOMMT**

Über 15 Prozent der Bevölkerung leidet an Tinnitus, oft begleitet von einer so genannten Hypoakusis, einer Verminderung der Hörfähigkeit. Im Allgemeinen werden diese Symptome sowohl in der Psychosomatik als auch im Fachbereich HNO den Verursachern psychischer und körperlicher Stress zugeordnet, tatsächlich finden wir auch viele betroffene Patienten mit diesem kausalen Hintergrund.

Aus meiner über dreißigjährigen Praxiserfahrung als Physiotherapeut weiß ich allerdings, dass Tinnitus viele verschiedene Ursachen haben kann und dass häufig mehrere Ursachen zusammentreffen. Dann kann ein spezieller Auslöser, der gar nicht einmal besonders auffällig sein muss, den Stein gewissermaßen ins Rollen bringen.

Wir wissen heute sehr genau, dass viele Funktionsstörungen des Stütz- und Bewegungsapparats zu Irritationen im Innenohr führen können, wie z. B. zu lästigen oder gar folternden Ohrgeräuschen. Diese Geräusche haben in der Regel einen absolut individuellen Charakter, sie können im tiefen, mittleren oder hohen Frequenzbereich angesiedelt sein. Dabei ist jede Art von Geräusch aus dem Alltag möglich vom Klingeln über Pfeifen, Brummen oder Rauschen, bis hin zum unerträglichen Klopfen wie durch einen Bohrhammer.

Nach Dr. Biesinger wird Tinnitus in sechs Stadien eingeteilt, wobei im Stadium sechs eine hohe Selbstmordrate besteht. Betroffene können die Ohrgeräusche ganz einfach nicht mehr ertragen. Die größte Chance auf einen Behandlungserfolg besteht dann, wenn sich der Patient so früh wie möglich in Behandlung begibt – und dabei auch an einen umsichtigen und ganzheitlich orientierten Arzt oder Therapeuten gerät.

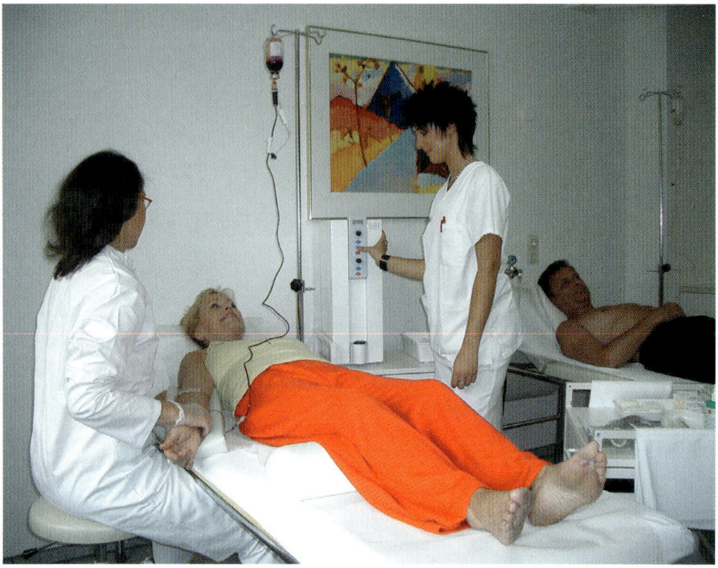

Ozon-Eigenblut-Infusion
zur Verbesserung der Sauerstoffversorgung im Gewebe

ARBEITSDIAGNOSE IM TEAMWORK

Bei uns im Schwarzwald MedicalResort Obertal arbeiten Ärzte und Therapeuten zum Vorteil des Patienten eng zusammen. In jedem einzelnen Fall wird der Therapieplan gemeinsam abgestimmt, so auch bei Manuela W., unserer Tinnitus-Patientin. Aus der physiotherapeutischen Befunderhebung ging ein bewegungsabhängiger Tinnitus in den Stadien 2 bis 3 hervor, außerdem eine so genannte hochcervicale Dysfunktion, also eine unzulängliche Funktion im oberen Bereich der Halswirbelsäule.

Der Befund zeigte zudem eine dreidimensionale Skoliose, also eine seitliche Verbiegung der Wirbelsäule mit Beckenschiefstand und einer funktionellen Beinlängendifferenz. Manuela W. litt unter Spannungskopfschmerz, insbesondere auf der rechten Seite. Ihre Kiefergelenksfunktion war beeinträchtigt, hinzu kamen ein Hartspann, also eine Verhärtung von Nacken- und Rückenmuskulatur und ein beidseitiger Knickfuß.

Wir ließen eine Röntgenuntersuchung zum Ausschluss großer Pathologien durchführen, außerdem ein Screening zur Feststellung einer eventuellen Osteoporose und eine sorgfältige Ganganalyse. Das ärztliche Therapieprogramm war umfangreich und wurde nach Bedarf an die tägliche Situation der Patientin angepasst:

- Neuraltherapie
- Akupunktur
- Ozon-Eigenblut-Infusionen
- Sauerstoff-Aktivtherapie
- Vitalstoff-Infusionen
- Retraining
- Orthopädieschuhtechnik

Hinzu kamen eine physiotherapeutische Manualtherapie, Krankengymnastik, eine Rückenschule, ein Programm zum Balance-Training, eine Behandlung der Halswirbelsäule sowie eine so genannte Craniosacral-therapie. Außerdem klärten wir Manuela W. über eine optimale Arbeitsplatzergonomie auf, also darüber, wie sie Schreibtisch und Arbeitsumfeld physiologisch vorteilhafter gestalten könnte. Zur letzten Empfehlung gehörte die Zuweisung zu einem erfahrenen Kieferorthopäden.

NACH ZWEI WOCHEN BESCHWERDENFREI

Die Patientin Manuela W. fühlte sich bei uns im Schwarzwald sehr wohl. Dazu trug die liebevolle Betreuung bei, nicht nur durch Ärzte und Therapeuten, sondern auch durch das übrige Personal. Im Vordergrund ihrer gesundheitlichen Störungen stand eine komplexe Störung des Bewegungsapparats, die an den Füßen begann und mit dem oberen Halswirbelbereich und dem Kiefergelenk endete. Eine dermaßen ausgeprägte Dysfunktion kann vom Körper unmöglich über längere Zeit hinweg kompensiert werden. Vor allem, wenn sich dann auch noch eine jahrelang vom Arbeitsplatz am PC bedingte Fehlhaltung hinzugesellt. Zwangsläufig produziert der Organismus dann Symptome, wie in diesem Fall die Tinnitus-Beschwerden.

Doch auch derlei funktionell verursachte Beschwerden lassen sich äußerst erfolgreich behandeln, wenn Arzt und Therapeut die Behandlung individuell auf die Problematik des Patienten abstimmen. Die Standard-Therapie mit zehn Infusionen zur Verbesserung der Durchblutung, die täglich vom Hausarzt durchgeführt wurden, zeigte bei Manuela W. kein nachhaltiges Ergebnis, weil die Patientin primär nicht an einer Durchblutungsstörung des Innenohrs litt, sondern an einer komplexen Funktionsstörung des Bewegungsapparats. Nach nur 14 Tagen intensiver Behandlung war unsere Patientin beschwerdenfrei. Mit einem völlig neuen und verbesserten Verständnis für ihre Körperhaltung und ihren Bewegungsapparat bemüht sie sich seither, die letzten Berufsjahre gut zu überstehen. Sie freut sich stets auf ihre wiederholten Besuche bei uns im Schwarzwald, wenn es darum geht, den Behandlungserfolg zu manifestieren

HARALD S.: PROBLEME MIT DEM HÜFTGELENK

Mitunter kommen Männer oder Frauen in meine physiotherapeutische Behandlung, die einen kerngesunden Eindruck machen, beneidenswert vital und aufgeräumt sind. Und doch führt sie ein gesundheitliches Problem zu mir. Dies war auch im Fall des 62-jährigen Harald S. aus Aschaffenburg so, der aktiv im Familienbetrieb tätig war. Außerdem war er leidenschaftlicher Golfspieler und auf Kundenbesuchen viel mit dem Auto unterwegs. Er klagte über oft heftige Schmerzen in der rechten Leiste, die hin und wieder bis in den Oberschenkel und auf die Innenseite des Kniegelenks ausstrahlten. »In tiefen Sesseln oder auf niedrigen Stühlen kann ich kaum noch sitzen«, erklärte er. »Auch die langen Autofahrten werden zunehmend beschwerlicher. Schmerzhaft sind vor allem das Aussteigen aus dem Wagen und die ersten Schritte danach.«

Wenn Harald S. dreimal in der Woche Golf spielte, konnte es vorkommen, dass sich gegen Ende der Runde, also etwa ab dem 14. Loch, die gefürchteten Schmerzsymptome meldeten, insbesondere dann, wenn das Gelände uneben war und es zusätzlich noch leicht bergab ging. Nach der Belastung dauerte die Schmerzausstrahlung oft noch stundenlang an, klang meist erst nach der Nachtruhe allmählich ab. »Medikamente nehme ich keine«, sagte er. »Die Schmerzen lassen sich ja noch gut ertragen und sie verschwinden schließlich auch wieder.«

EIN AUFSCHLUSSREICHER PHYSIO-CHECK

Die vorbehandelnden Ärzte hatten Harald S. nicht helfen können. Sein Orthopäde diagnostizierte per Röntgen eine Hüftgelenksarthrose ohne weitere Konsequenz, mit der Anmerkung, er gehe ja ohnehin allmählich auf die siebzig zu und sollte vielleicht nicht mehr soviel Golf spielen. Diese Aussagen mochten zwar faktisch richtig sein, waren aber in höchstem Maß sozial inkompetent. Ein ansonsten gesunder Sechziger, der ein erfolgreiches Arbeitsleben hinter sich hat, kann mit einer dermaßen oberflächlichen und allgemeinen Einschätzung der Diagnose nicht viel anfangen.

Zum vereinbarten Termin in Obertal bot sich beim Physio-Check eine erhebliche Verkürzung der Hüftbeugemuskulatur, die Kapsel zeigte eine Einschränkung im Sinne eines Kapselmusters. Die Körperhaltung unseres neuen Patienten war normal, Harald S. hatte ja auch ein sportliches Erscheinungsbild. Das Gangbild zeigte allerdings ein dezentes so genanntes Trendelenburg-Hinken. Dies bedeutet, dass auf der betroffenen Seite ein Teil der Gesäßmuskulatur aufgrund mangelnder Beanspruchung an Kraft und Aktivität verloren hatte. Hinzu entwickelte sich eine deutliche Hüftbeugekontraktur auf der rechten Seite. Der Patient wies einen begleitenden Beckenschiefstand und eine funktionelle Beinverkürzung auf. Wir führten deshalb auch eine Ganganalyse mit nachfolgender Orthopädieschuhtechnik durch.

Im Stand verursachte die Rumpfbeuge beim Patienten den ihm bekannten Schmerz. Ebenso schmerzte bei Seitneigung des Rumpfes nach rechts die seitliche

Gesäßmuskulatur. Ansonsten war die gesamte Funktionsprüfung unauffällig, das heißt altersentsprechend. In Rücken-, Seit- und Bauchlage zeigte sich eine fortgeschrittene Bewegungseinschränkung des rechten Hüftgelenks. In besonderem Maße waren die Innenrotation, die Beugung und die Streckung eingeschränkt. Das Hüftgelenk von Harald S. konnte gerade noch etwas mehr als 70 Grad gebeugt werden, in der Streckung fehlten bei bestehender Hüftbeugekontraktur mindestens 30 Grad, eine Innenrotation war gar nicht mehr vorhanden. Bei Harald S. zeigten sich die dem Hüftgelenk und der Hüftmuskulatur zugeordneten Triggerpunkte aktiv und deutlich druckschmerzhaft. Die Leiste wies keinen Bruch auf, es gab auch keinen Hinweis auf andere Pathologien.

DAS DEGENERIERTE HÜFTGELENK

Wir Therapeuten sprechen beim degenerativen Abbau des Hüftgelenks von einer Coxarthrose. Das Hüftgelenk stellt die Verbindung zwischen den Beinen und über das Becken zum Rumpf dar. Damit hat jede Aktivität der Wirbelsäule eine funktionelle Konsequenz für das Hüftgelenk. Die Wirbelsäule ist also bei jeder Bewegung gezwungen, sich über das Becken auf den Hüftköpfen auszubalancieren.

Dieser Vorgang erfordert ein komplexes und gut funktionierendes Muskelsystem. Deshalb ist es verständlich, dass jegliche Veränderung in der Statik oder Dynamik des Hüftgelenks einen direkten Einfluss auf das Gangbild hat. Aus diesem Grunde lassen sich einige Krankheitsbilder der Wirbelsäule und der Hüftgelenke sehr gut an einer veränderten Haltung oder einem atypischen Gangbild erkennen.

Erstaunlicherweise haben nicht alle Patienten mit einer Coxarthrose Schmerzen. Das Hüftgelenk ist ein großes und robustes Gelenk, das bei einer Funktionsstörung durch die nachfolgende Gelenkskette nach beiden Richtungen sehr lange und gut kompensiert werden kann. Ob diese Kompensation positiv ist und somit zu einem beschwerdefreien Verlauf führt, hängt im Wesentlichen davon ab, in welchem Zustand sich die gesamte Muskulatur befindet.

Auch der Stoffwechsel und das Immunsystem spielen eine wichtige Rolle. Wenn es gelingt, den Säure-Basen-Haushalt, freie Radikale, den Energiestoffwechsel und das Körpergewicht, sowie in der Belastung und Erholung eine gesunde Balance zu halten, kann eine entzündlich-reaktivierte Arthritis-Erkrankung des Hüftgelenks vermieden werden. Ähnliches gilt übrigens für alle unsere Gelenke.

GROSSE RISIKEN

Bei der Untersuchung diagnostizierten wir eine Coxarthrose rechts im Stadium 3 mit einem entzündlich reaktivierten Stadium 2 als Ursachen der lokalen und ausstrahlenden Schmerzen. Stadium 2 bedeutet Schmerzen während der Belastung, die allerdings auch nach der Belastung noch über Stunden hinweg oder die ganze Nacht lang anhalten können. Der Schmerz wird auf einer Schmerzskala von 0 bis 10 angegeben, er liegt meist innerhalb der Werte 4 bis 6. Ein solcher Schmerzbereich macht in der Regel eine orale Schmerzmedikation erforderlich. Weil beim Patienten 70 bis 80 Prozent der Beweglichkeit nicht mehr vorhanden waren, wurde die Hüftgelenksarthrose mit dem Stadium 3 bewertet.

Bei einer solchen Diagnose müssen wir den Patienten auf hohe Risiken hinweisen. Allzu bequemes und tiefes Sitzen, zumal in einem niedrigen Auto, ist nur erschwert möglich, da das Hüftgelenk keine ausreichende Beweglichkeit mehr besitzt. Für bequemes, längeres und vor allem schmerzfreies Sitzen sind zumindest 100 Grad Hüftbeugung erforderlich. Golfspielen wird zunehmend zum Hauptstressfaktor, da die erforderliche Innenrotation und die Streckung des Hüftgelenks ebenfalls nicht mehr vorhanden sind. Das größte Risiko für eine Überlastungsarthritis im Hüftgelenk besteht dann, wenn einem Gelenk bei sehr hoher, dynamischer Belastung eine

Bewegung abgefordert wird, die durch einen bestehenden degenerativen Prozess nicht mehr zur Verfügung steht. Aktuell besteht dann ein erhebliches Missverhältnis zwischen der eingeforderten Bewegung und der einwirkenden Belastung, somit insgesamt der Bewegungs- sowie Belastungsfähigkeit des Gelenks.

Wenn diese Gesetzmäßigkeit unberücksichtigt bleibt, kommt es unabdingbar zur chronischen Arthritis mit der Konsequenz einer Hüftoperation und in der Regel zu einer totalen Endoprothetik. Für einen Golfspieler wie Harald S. führt die Entwicklung einer Hüftarthrose in kurzer Zeit zu einer drastischen Verschlechterung des Handicaps, weil für die hoch koordinativ anspruchsvolle Golfschwungbewegung ein wichtiges Gelenk nur noch reduziert zur Verfügung steht. Ein perfekter Schwung hängt aber zu 100 Prozent von der Summe der Funktion aller gesunden Gelenke ab.

DAS INDIVIDUELLE BEHANDLUNGSPROGRAMM

Wir verordneten Harald S. eine kurze, aber intensive Physiotherapie, eine Manualtherapie mit Krankengymnastik und medizinischem Aufbautraining. Außerdem ein Koordinations- und Krafttraining. Hinzu kamen regenerative Einheiten für das Hüftgelenk durch Nordic Walking und Bewegung im Wasser. Auch der Säure-

Basen-Haushalt wurde bei Harald S. überprüft und neu eingestellt. Wenn nach sechs Behandlungseinheiten im Laufe von zwei Wochen keine deutliche Verbesserung des Schmerzzustandes eingetreten wäre, hätten wir zusätzlich eine intraartikuläre Injektion verabreicht. Dies war aber wegen der unter der Therapie eingetretenen Besserung nicht mehr erforderlich.

Im Rahmen unseres Patientenmanagements gaben wir unserem Patienten Harald S. nach erfolgreicher Behandlung noch wertvolle Ratschläge mit auf den Heimweg. Den Golfschwung sollte er fortan umstellen, bei mehr Außenrotation in der Ansprechposition rechts, sowie einige Stunden Golfunterricht nehmen, um den Golfschwung neu anzupassen. Für den Golfschuh benötigte er Einlagen. Wir gaben ihm auch ein spezielles Übungsprogramm für zu Hause mit und empfahlen dringend ein Warming-up auf dem Golfplatz. Für eventuell nach dem Golfspiel auftretende Schmerzen und Entzündungen erhielt er entsprechende Medikamente sowie den Rat, jeweils eine zwei bis drei Tage lange Spielpause nach einer langen und intensiven Spielrunde einzulegen. Wir berieten ihn zudem bei der passenden Einstellung seines Autositzes.

ANNEGRET L.: STÄNDIG SCHMERZEN IN DER SCHULTER

Die Leidensgeschichte der 64-jährigen Verwaltungsangestellten aus Darmstadt ist typisch für viele meiner Patienten: Seit einem halben Jahr traten zunehmend Schmerzen in der rechten Schulter auf, die in den Oberarm bis hin zum Ellenbogengelenk ausstrahlten. Nachts war das Liegen auf der rechten Seite für Annegret L. kaum mehr möglich, unter starkem Schmerz konnte sie den Arm nur noch bis etwa zur Hälfte anheben. Das Anziehen von Jacke oder Mantel war durch den Schmerz und die Bewegungseinschränkung erschwert.

Bei der ersten lokalen Inspektion im Rahmen des Physio-Checks fiel sofort auf, dass die rechte Schulter in einer anderen Position stand als die linke. Außerdem zeigte sich eine erhebliche Schwellung im Bereich des rechten inneren Schlüsselbeingelenks. Auf die Frage nach der Ursache für diese Schwellung erzählte die dynamische und lebensfrohe Patientin von einem Unfall, der bereits zwanzig Jahre zurücklag. Damals hatte sie sich das Schlüsselbeingelenk ausgekugelt. Abgesehen von dieser Verletzungsfolge zeigte der Bewegungsapparat von Annegret L. keine Auffälligkeiten.

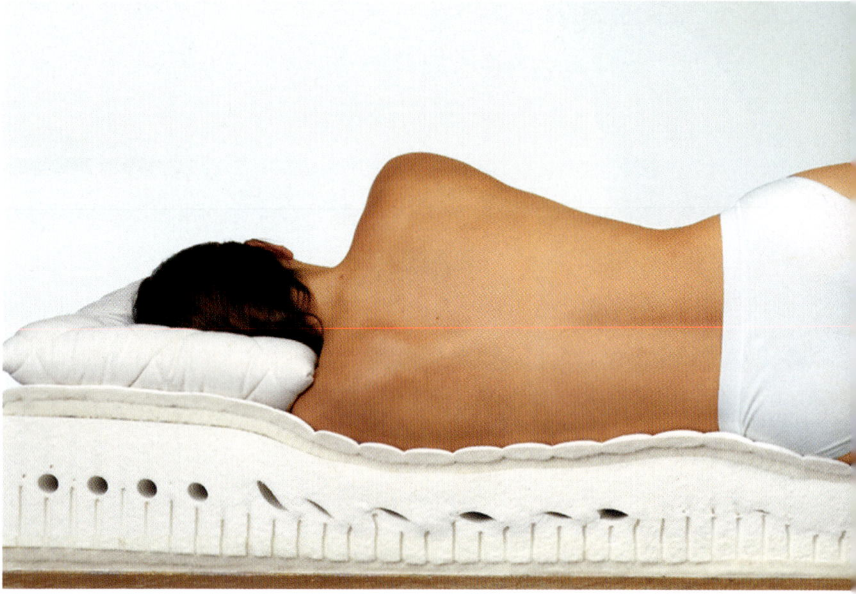

Matratzen müssen sich dem Körper anpassen.

ERSTE FUNKTIONSPRÜFUNG IM PHYSIO-CHECK

Bei der so genannten Palpation, der Untersuchung durch sorgfältiges Abtasten, erwies sich das Schultergelenk als überwärmt, meist ein typisches Zeichen einer bestehenden Entzündung. Das innere Schlüsselbeingelenk hingegen war reizfrei. Hingegen war das Bewegungsausmaß der rechten Schulter in alle Richtungen in erheblichem Ausmaß schmerzhaft eingeschränkt. Wir Therapeuten sprechen in einem solchen Fall von einem Kapselmuster, das Gelenkspiel des rechten Schulter-

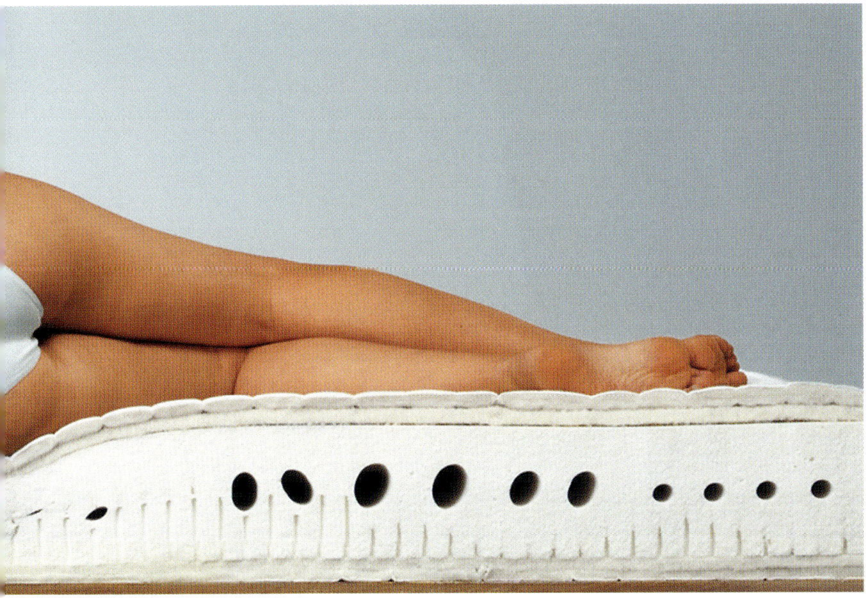

Ideale Schlafhaltung: Die Schultern sinken ein, die Wirbelsäule verläuft gerade

kopfs war gegenüber dem linken ebenfalls komplett eingeschränkt. Im weiteren Verlauf der Untersuchung und bei der Funktionsprüfung zeigte sich, dass der Schleimbeutel der Schulter sehr schmerzempfindlich war. Sehnenansätze der Schulterrotatoren-Manschette reagierten ebenfalls außerordentlich schmerzhaft und auf differenzierte Tests positiv. Das innere Schlüsselbein war völlig instabil, jedoch schmerzfrei. Die Patientin bestätigte, dass dieses Gelenk nach ihrem Unfall vor zwanzig Jahren nicht versorgt wurde.

EMPFINDLICHES SCHULTERGELENK

- *Dieses Gelenk gehört zur Gruppe nicht Last tragender Gelenke, es ist das Gelenk mit der größten Beweglichkeit, gleichzeitig aber auch das komplizierteste und empfindlichste Gelenk.*
- *Bereits geringfügige Störungen der Weichteile, Muskeln, Sehnen, Bänder, der Kapsel oder des Schleimbeutels können zu schmerzhaften Beschwerden und Funktionseinschränkungen führen.*
- *Insbesondere steht und fällt eine gute Schulterleistung mit der funktionellen Integrität von Schulterblatt und Schlüsselbein. Von ebenso großer Bedeutung ist eine perfekte Harmonie der Muskelfunktionen rund um das Schultergelenk.*

UNTERSUCHUNG, DIAGNOSE UND THERAPIE

Bei unserer Patientin Annegret L. zeigte sich, wie sich nach einem Trauma über einen langen Zeitraum hinweg komplexe Probleme und nachteilige Funktionen in Form von negativen Kompensationen entwickeln können, in diesem speziellen Fall eben im zugehörigen Schultergelenk. Die Instabilität des inneren Schlüsselbeingelenks hatte zu einer komplexen Funktionsstörung der Schulter geführt, im weiteren Verlauf entwickelte sich eine mittelgradige reaktivierte Arthrose. Die damit verbundene

Kapselschrumpfung sorgte für eine so genannte subacriomale Raumnot, die wiederum zu einer anhaltenden Reizung des Schleimbeutels und der Rotatorenmanschette führte. Alles zusammen kann zwangsläufig zu einem nicht unerheblichen Schmerzzustand führen, auf Dauer zu Schlafstörungen und damit zu weit reichenden Störungen des vegetativen Nervensystems. Ich erlebe immer wieder Patienten mit vegetativen Dysfunktionen, deren Ursache vordergründig ein chronisches Schmerzbild ist, das zu Ein- und Durchschlafstörungen führt.

Bei unserer Patientin musste ich eine traumatische Luxation des rechten inneren Schlüsselbeingelenks diagnostizieren, wenngleich aktuell ohne Beschwerden. Des Weiteren bestand im Schultergelenk rechts eine vordere Subluxation mit begleitender reaktivierter Arthrose im Stadium 2, außerdem eine Bursitis, also eine Schleimbeutelentzündung, im Stadium 2 und eine chronische Reizung der Sehnen und Sehnenansätze der Rotatorenmanschette. Dies ist das haubenförmige Sehnendach des eigentlichen Schultergelenks.

Für Annegret L. stellten wir individuell ein gezieltes Behandlungsprogramm zusammen:

- Orale Schmerzmedikation mit einem nichtsteroidalen Antirheumatikum.
- Lokale Wirkstoffinfiltration der Stufe 1 in den Schleimbeutel, am darauf folgenden Tag gegebe-

nenfalls auch in das Gelenk. Dafür ist einmalig oder kurzfristig eine ganz geringe Menge Kortison nötig.

- 3 Tage nach den Injektionen Beginn der Behandlung mit der Physiotherapie, manuellen Therapie und Krankengymnastik. Die manuelle Therapie lindert den Schmerz und verbessert die Mobilität, die Krankengymnastik dient der Stabilisation.
- Ergänzende Therapieverfahren: Homöopunktur, also eine Infiltration eines homöopathischen Gelenk-Spezifikums in gelenksnahe Akupunkturpunkte, die häufig mit Triggerpunkten identisch sind.

Noch während der Untersuchung wurde die Patientin von mir am rechten Schultergelenk mobilisiert, anschließend von der behandelnden Ärztin, die bei der Untersuchung zugegen war, gespritzt. Der spontane Erfolg bescherte Annegret L. seit langem die erste schmerzfreie Nacht. Drei Tage später konnten wir an einem bereits reizfreien Gelenk die Physiotherapie und damit eine sehr intensive und spezielle Behandlung einleiten. Die Patientin genoss ihre Behandlungstage bei uns im Schwarzwald MedicalResort Obertal in Baiersbronn und verließ uns schließlich in einem schmerzfreien und motivierten Zustand.

HORST T.: DIAGNOSE SPINALKANALSTENOSE

Wegen seiner chronischen und therapieresistenten Rückenschmerzen lebte der Betriebswirt aus Köln seit seinem 54. Lebensjahr im vorgezogenen Ruhestand, nach dem Tod seiner Ehefrau allein und zurückgezogen im eigenen Haus. Der übergewichtige Mann war froh, dass er sich zur ersten Befragung und Untersuchung bei mir setzen durfte. »Immer wenn ich sitze, geht es mir gut«, erklärte er ohne Nachfragen spontan. Diese Aussage brachte das zentrale Problem von Horst T. auch gleich auf den Punkt.

Die Leidenszeit unseres neuen Patienten hatte genau genommen schon vor dreißig Jahren begonnen, aktuell hatte sich seine Belastungsfähigkeit seit drei Jahren deutlich verschlechtert. Das Gehen fiel Horst T. immer schwerer, die Gehstrecken wurden zusehends kürzer. Der inzwischen 67-Jährige berichtete, dass er vier Jahre vorher trotz seiner üblichen Rückenschmerzen noch zwei bis drei Stunden lang wandern konnte, inzwischen betrug seine Gehstrecke gerade einmal einen Kilometer, die er in einer Viertelstunde bewältigte. Das Autofahren bereitete ihm keine Probleme. »Doch was nützt mir dies, wenn ich in der Stadt lange Strecken vom Parkhaus zum Einkaufen zurücklegen muss, das schaffe ich einfach nicht mehr«, erklärte er. »Manchmal werden ganz plötzlich meine Beine bis zu den Füßen taub, dann verlässt mich die Kraft.«

Er beschrieb auch einen Bluthochdruck, der nicht richtig eingestellt war. Dafür gab er allerdings sich selbst die Schuld, weil er es versäumt hatte, zum Arzt zu gehen. Horst T. ging kleinschrittig, unsicher und in gebeugter Haltung. Selbst wenn er daheim nur vor die Haustüre trat, benutzte er einen Gehstock.

PHYSIO-CHECK: PROBLEME MIT DER WIRBELSÄULE

Bei uns ist der Physio-Check ein wichtiger Bestandteil einer äußerst umfassenden Eingangsuntersuchung. Bei unserem neuen Patienten erwiesen sich alle Abschnitte der Wirbelsäule als eingeschränkt. Eine Streckung der Lendenwirbelsäule war nicht möglich, sie war komplett reduziert und deshalb schmerzhaft, der Einbeinstand war ohne Unterstützung überhaupt nicht möglich.

Der weitere Verlauf der Untersuchung in Rückenlage zeigte eine beidseitige ausgeprägte Bewegungseinschränkung in den Hüftgelenken, sowie eine mittelgradige Bewegungseinschränkung in den Kniegelenken. Alle anderen Gelenke waren aktuell ohne Beschwerden. In Bauchlage zeigte sich allerdings eine fortgeschrittene Hüftbeugekontraktur als Folge einer doppelseitigen Arthrose der Hüftgelenke. Beim Abtasten, der Palpation, entdeckte ich einen ausgeprägten Hartspann der gesamten Rücken- und Gesäßmuskulatur. Im Bereich der Beinmuskulatur waren viele Triggerpunkte aktiv und äußerst druckschmerzhaft. Die Lendenwirbelsäule zeigte keinerlei Elastizität mehr. Bei Horst T. erhärtete sich sofort der klinische Verdacht einer Spinalkanalstenose der unteren Lendenwirbelsäule im Stadium 2, also einer Verengung des Rückenmarkkanals.

STENOSE: WENN NERVEN ODER RÜCKENMARK LEIDEN

- *Im Spinalkanal der Wirbelsäule verläuft das Rückenmark mit seinen Nerven. Ganz klar, dass es bei einer Verengung zu Schmerzen kommen muss. Betroffen sind vor allem Patienten nach dem 70. Lebensjahr,*
- *Typisch für Menschen mit einer Spinalkanalstenose ist eine Verminderung der Gehstrecke, ähnlich der »Schaufensterkrankheit«, bei der es zu einer Verengung der Beinarterien kommt, die dann ebenfalls zu dem Phänomen der reduzierten Gehstrecke führt.*
- *Bei längerem Gehen wird die Verengung symptomatisch, bereitet Schmerzen und zwingt die betroffene Person dazu, stehen zu bleiben, den Rumpf zu beugen oder auch nach einer Sitzbank Ausschau zu halten.*
- *Langes Stehen oder Spazierengehen lösen einen Schmerz bzw. eine Schwäche in einem oder beiden*

Beinen aus, die zu einem Belastungsabbruch und zu einer Haltungsveränderung zwingen. Wenn sich der oder die Betroffene für kurze Zeit niedersetzt, klingen die Beschwerden rasch wieder ab, und das Gehen kann für eine begrenzte Zeit fortgesetzt werden.

- *Je nach Stadium der Erkrankung kann eine Wegstrecke von zwei Kilometern in etwa einer halben Stunde zurückgelegt werden, oder 50 bis 150 Meter in drei bis fünf Minuten. Im Frühstadium einer solchen Stenose finden Nerven und Rückenmark im Spinalkanal meist noch ausreichend Platz.*
- *Wenn sich jedoch durch Höhenminderung der Bandscheiben und weitere degenerative Prozesse wie die Abnutzung der Wirbelgelenke eine zunehmende Verengung des Rückenmarkkanals entwickelt, kommt es zu massiven bis unerträglichen Beschwerden, die sich als Schwäche- und Taubheitsgefühl der Beine, aber auch als heftig bis in die Füße ausstrahlende Schmerzen zeigen können.*

HORST T. WIRD GRÜNDLICH UNTERSUCHT

Bedingt durch den schlechten Allgemeinzustand des Patienten wurde eine gründliche internistische Untersuchung erforderlich. Deshalb wurde zur Herzfunktionsprüfung ein EKG in Ruhe und unter Belastung durchgeführt. Zusätzlich wurde ein großes Blutbild zusammen mit anderen unverzichtbaren Laborparametern bestimmt. Außerdem erfolgten eine Gefäßsonographie und eine Herzechocardiographie per Ultraschall-Diagnostik. Auf dem Programm stand außerdem eine Spirometrie-Untersuchung der Atmung, da eine Belastungsdyspnoe, also eine Atemnot unter Belastung, vorlag. Bei Verdacht einer Koronarinsuffizienz sollte eine Herzkatheteruntersuchung stattfinden. Notwendig waren eine Magnetresonanzuntersuchung der Lendenwirbelsäule mit einer neurochirurgischen Konsultation, sowie ein Röntgenbefund von Hüft- und Kniegelenken.

Die Diagnosen erarbeiteten wir unter dem klinischen Verdacht einer Spinalkanalstenose im Stadium 2 sowie einer beidseitigen, nicht reaktivierten Hüftgelenksarthrose und einer beidseitigen, ebenfalls nicht reaktivierten Kniegelenksarthrose. Bei der Untersuchung von Hals-, Brust- und Lendenwirbelsäule stellte ich auch eine mittelgradige, reaktivierte Osteochondrose, eine Knochen- bzw. Knorpeldegeneration der Lendenwirbelsäule im Stadium 3 fest.

Horst T. durchlief bei uns im Schwarzwald Medical-Resort Obertal ein kompaktes, individuelles Therapieprogramm:

– Physiotherapie mit Wärme und Rückenmassage.
– Traktion der Lendenwirbelsäule mit stabilisierender Krankengymnastik.

- Krankengymnastik zur Verbesserung der Hüftstreckfähigkeit.
- Sturzprophylaxe als Bestandteil unseres Balance-Trainings.
- Einzelgymnastik im Wasser mit Pulskontrolle.
- Sauerstoff-Aktivtherapie mit kardiovaskulärer Kontrolle.
- Nordic Walking.

Zusätzlich zu diesen physiotherapeutischen Maßnahmen gab es eine begleitende Behandlung durch den Arzt:

- Akupunktur – Schmerzbehandlung
- Allgemeine Schmerztherapie
- Orthopädieschuhtechnik
- Orthopädietechnik der Lendenwirbelsäule mit Stützbandage
- Gewichtsreduktion und Ernährungsumstellung
- Reduktion der kardiovaskulären Risiken

Besonders wichtig war das Patientenmanagement, eine weiterhin begleitende Beratung und Betreuung auch nach dem Aufenthalt bei uns. Wir klärten Horst T. über eine später womöglich notwendige Wirbelsäulenoperation auf, außerdem über sein Infarktrisiko. Der Patient blieb drei Wochen lang bei uns, bei täglich zwei bis drei Stunden intensiver und persönlich betreuter Physiotherapie. Seine Ernährung wurde umgestellt, der Blut-

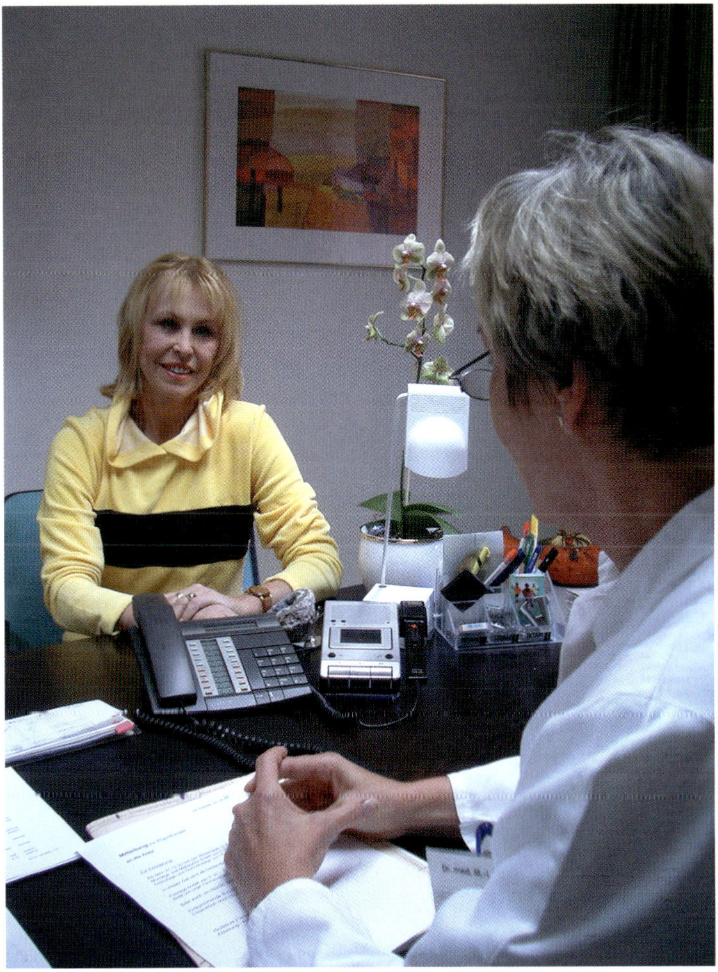

Das vertrauensvolle Gespräch zwischen Arzt und Patientin

druck stabilisiert. Horst T. verließ uns schließlich in einem deutlich verbesserten Gesamtzustand. Seine Wegstrecke, Indiz für eine Spinalkanalstenose, hatte sich verdoppelt, auf zwei Kilometer in dreißig Minuten.

UNVERMEIDBARE OPERATION

Jedoch darf erwartet werden, dass dieser Patient in absehbarer Zeit neurochirurgisch operiert werden muss. Hierzu empfiehlt sich bei Patienten mit hohem Operationsrisiko durch einen schlechten Allgemeinzustand immer eine präoperative Vorbereitung, bei der in besonderem Maße das Immunsystem, aber auch das Blutbild und die Stabilisation des Herzkreislaufsystems im Vordergrund stehen. Um postoperativ schnell wieder auf die Beine zu kommen, ist es natürlich sinnvoll, wenn sich der Patient entsprechend seiner Belastungsfähigkeit auch muskulär mit der bestmöglichen Ausgangssituation in die Operation begibt. Das Operationsrisiko wird dadurch minimiert und die Anschlussheilbehandlung ein Erfolg, wenn sie bei uns zur Durchführung kommt. Für die Patienten reduziert sich die Zeit der Rekonvaleszenz, ein hoher Grad an Lebensqualität kehrt schnell wieder zurück.

Physiotherapie bedeutet einfühlsam prüfenden Zugriff, körperliches Abtasten und Beurteilen. Das Innere eines Patienten bleibt ja zunächst verborgen, öffnet sich aber gewissermaßen unter der Hand des Therapeuten. In der Kombination von Routine und Fachwissen entfalten sich Einblicke in die innere physiologische Struktur des Patienten.

DIE BESTEN ÜBUNGEN FÜR ZU HAUSE

Jedes einzelne Element unseres Bewegungsapparats will beansprucht werden: Knochen, Gelenke, Muskeln, Sehnen, Bänder und Nerven. Schon geringfügige Belastungen wie Treppensteigen oder Spazierengehen stimulieren den Stoffwechsel. Bei Untätigkeit hingegen verkümmern Gewebe und Zellen – ganz klar, dass es dann irgendwann zu Schmerzen und Beschwerden kommt.

Viele Menschen leiden unter Übergewicht, Kurzatmigkeit, chronischer Müdigkeit, Rückenschmerzen oder Antriebsschwäche. »Ich muss etwas für meinen Körper tun«, nehmen sie sich vor. Eine Weile hält ihr Trainingseifer vor: im Fitnessstudio, mit dem Mountain Bike oder dem Stretching-Band daheim. Doch die anfängliche Begeisterung ist oft schnell dahin – und der gewohnte Bewegungsmangel stellt sich wieder ein.

Übertriebener Trainingsstress muss und soll gar nicht sein. Viel vernünftiger ist es, einem ohnehin untrainierten Körper nicht allzu viel zuzumuten. Nur wenige Minuten am Tag reichen oft schon aus, um mehr Muskelmasse aufzubauen, Beweglichkeit und Geschmeidigkeit zu gewinnen, ganz einfach ein neues, belebendes Körpergefühl zu entwickeln.

DER NATUR ABGEGUCKT

Man muss wahrlich kein Wissenschaftler sein, um zu erkennen, dass unser Bewegungsapparat nach natürlichen Bedürfnissen, also nach seinen genetischen Ansprüchen gefordert werden will. Gehen, Laufen, Klettern, Schwimmen zählen seit jeher zu den elementaren Belastungsformen. Unser Organismus will nicht im Body Building-Studio stundenlang an chromglitzernden so genannten Leg Machines, Pec Decks oder an einem Hantelungetüm schwitzen. Dies ist völlig unnatürlich. Niemals lassen sich innerhalb weniger Wochen die Sünden einer bewegungsarmen Vergangenheit gutmachen. Im Gegenteil: Ein solcher Ehrgeiz kann für vorbelastete Bandscheiben, Gelenke oder Bänder verheerende Folgen haben. Bei so manchem Fitnessfan verstärken sich Beschwerden und Schmerzen nach entsprechenden Übungseinheiten.

Ideal hingegen sind die simplen Bewegungen des Alltags: in die Knie gehen um einen Gegenstand aufzuheben, sich nach den reifen Kirschen im Garten recken und strecken, mit den Kindern oder Enkelkindern Fangen spielen, die Treppen ins zweite Stockwerk hinaufspringen. Diese genetisch vorgegebenen Basisbe-

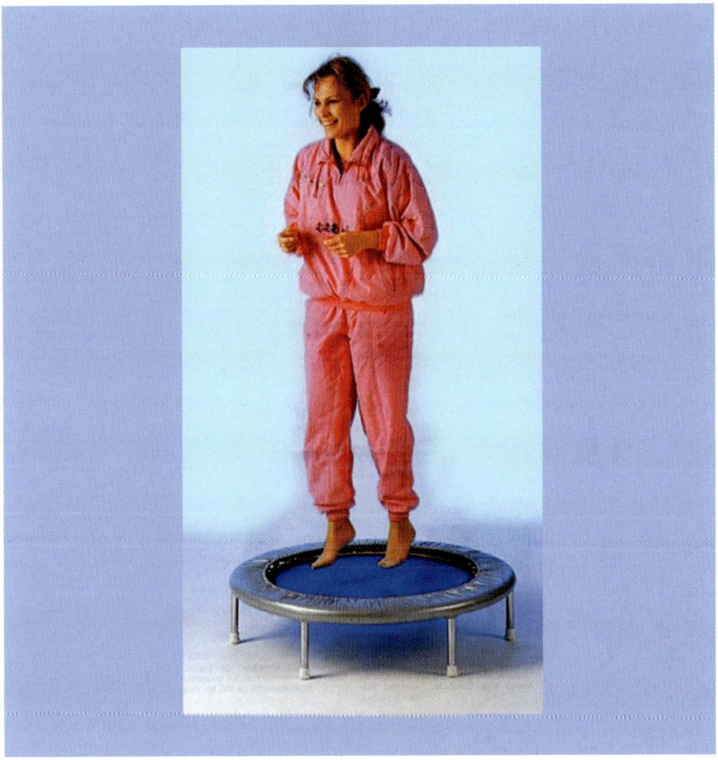

Motivierendes Balancetraining auf dem Minitrampolin

wegungen entsprechen schon einem kleinen Übungsprogramm, das Ihren Muskeln, Knorpeln oder Bandscheiben Elastizität, Halt und einen verbesserten Zellstoffwechsel ermöglicht. Oft reicht es schon aus, wenn man Treppen grundsätzlich zu Fuß nach oben steigt, also Fahrstühle und Rolltreppen nur abwärts benutzt.

ERST MAL RICHTIG STEHEN LERNEN

- *In meiner praktischen Therapiearbeit am Patienten stelle ich immer wieder mit Bestürzung fest, dass viele Frauen und Männer nicht einmal mehr gesundheitsgerecht stehen können. Der Einbeinstand bei meinem Physio-Check beweist dies immer wieder.*
- *Unser Rücken ist der wichtigste Teil unseres Körpers, er stützt und trägt direkt oder indirekt alle Elemente. Deshalb ist eine gerade, gesunde Haltung so wichtig.*
- *Eine einfache Standardübung für eine aufrechte Haltung: Mit dem Rücken an eine Wand stellen, das Gesäß gegen diese Wand pressen. Jetzt einen Schritt nach vorwärts tun, dabei die Magenmuskeln zusammenpressen, das Gesäß muss weiterhin fest gegen die Wand gedrückt bleiben.*
- *Auf das andere Bein wechseln und diese Übung mehrmals wiederholen. Nach wenigen Minuten fühlen Sie sich womöglich wie ein strammer Wachsoldat. Doch schon bald werden Sie auf diese Weise ein neues Körpergefühl entwickeln.*
- *Ihre Bauchmuskeln helfen nämlich nun mit, den Rücken aufrecht zu halten. Eine zu stark ausgeprägte Lordosis, also eine Rückwärtskrümmung des Rückgrats, häufige Ursache von Schmerzen, wird so möglicherweise nach und nach abgebaut.*

OPTIMAL TRAGEN UND SITZEN

Am meisten werden unser Kreuz und auch unsere Gelenke durch falsches Heben und Tragen schwerer Gegenstände belastet. Ganz wichtig: stets mit geradem Rücken in die Hocke gehen, dann die Traglast so nah wie möglich an den Körper heranziehen, bis sie womöglich die Fußspitzen berührt. Erst jetzt das Gewicht anheben. Auf keinen Fall aber Lasten seitlich verdreht anheben und dann erst vor den Körper ziehen. Da kann es rasch zum Hexenschuss kommen.

Schwere Taschen möglichst nicht einseitig tragen, lieber nach dem Einkauf die Waren in zwei Einkaufstüten verteilen und mit beiden Händen über den Parkplatz zum Auto schleppen.

STEHEN IST GESÜNDER ALS SITZEN

Von unserer genetischen Bestimmung her ist Stehen gesünder als Sitzen. Da versteht es sich von selbst, dass viele Menschen ihre Rücken- oder Gelenkbeschwerden einer oft stundenlangen Sitzhaltung verdanken. So etwa am Schreibtisch vor dem Computer. Nahezu 30 Prozent aller Arbeitsausfälle in Büros sind statistisch auf Rückenschmerzen zurückzuführen. Eine ergonomisch falsche Haltung kann auf Dauer fatale Folgen haben. Deshalb hier einige Tipps:

- In aufrechter Haltung sitzen, das Becken leicht nach vorn gekippt.
- Den Kopf gerade halten, nicht nach vorne und auch nicht seitlich verschieben.
- Beim Sitzen sollten die Knie etwas tiefer als die Oberschenkel liegen.
- Unterarme locken auf der Schreibtischplatte auflegen.
- Beim Sitzen die ganze Stuhlfläche benutzen. Der Druck auf Gesäß und Oberschenkel sollte gleichmäßig verteilt sein.
- Die Schultern etwas nach hinten ziehen.
- Öfter mal vom Stuhl aufstehen, einige Schritte tun. Oder überhaupt eine kleine Pause einlegen.
- Beim Telefonieren den Hörer nicht zwischen Kopf und Schulter einklemmen und dabei weiter tippen.

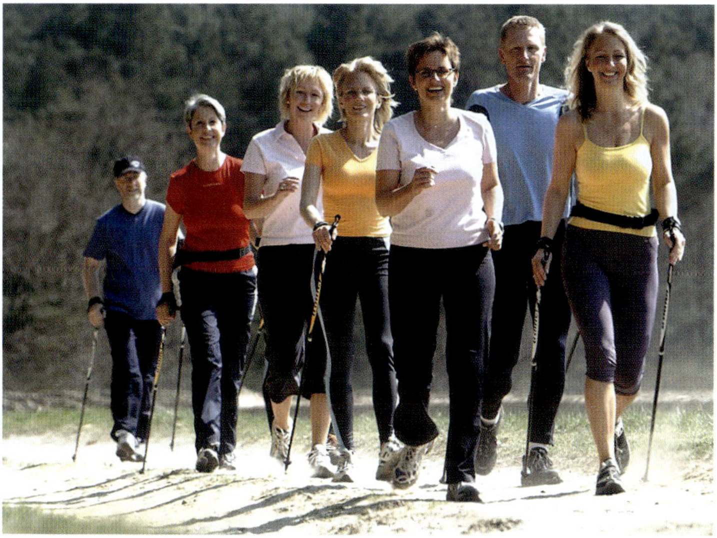

Macht Spaß und ist gesund: Wandern mit oder ohne Stöcke

- Beine möglichst nicht übereinander schlagen. Das drosselt den Blutkreislauf. Die Folgen: mögliche Taubheitsgefühle in den Beinen, oder auch eine Schiefstellung des Beckens.
- Den Bildschirm nicht seitlich aufstellen, sonst verdreht man beim Arbeiten ständig den Kopf.
- Empfehlenswert ist auch das Arbeiten an einem Stehpult.

Ähnliche Tipps gelten auch fürs Autofahren. Stets entspannt sitzen, der Rücken muss im Lendenbereich gut abgestützt sein. Ein Lordose-Kissen (Apotheke, Sanitätshaus) kann Lendenwirbel stützen. Spätestens alle zwei Stunden Rast machen, die Beine vertreten.

ÜBUNGEN MIT DEM THERA-BAND

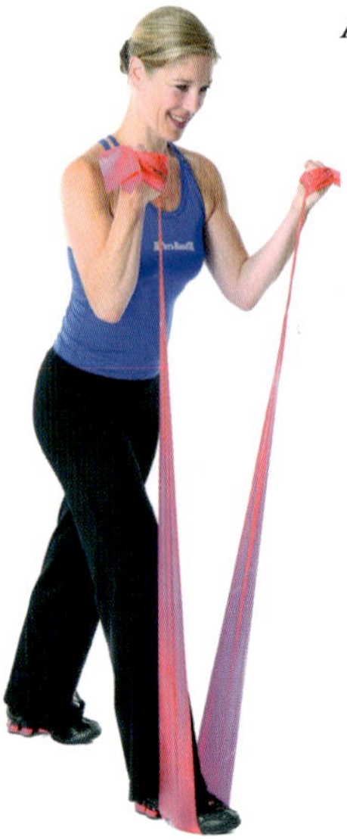

Arme und Schultern kräftigen

Den vorderen Fuß auf die Bandmitte setzen. Das Band kräftig nach oben ziehen, dann den Unterarm beugen

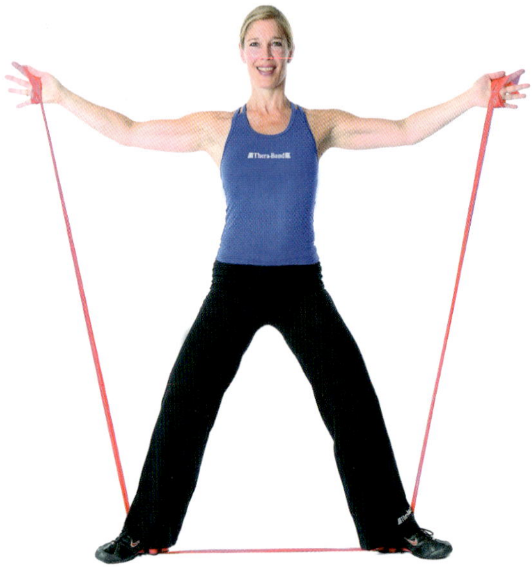

Arm- und Beinmuskeln trainieren

Auf die Bandmitte stellen. Thera-Band fest greifen, Arme bis auf Schulterhöhe seitlich ausstrecken und wieder an den Körper heranziehen

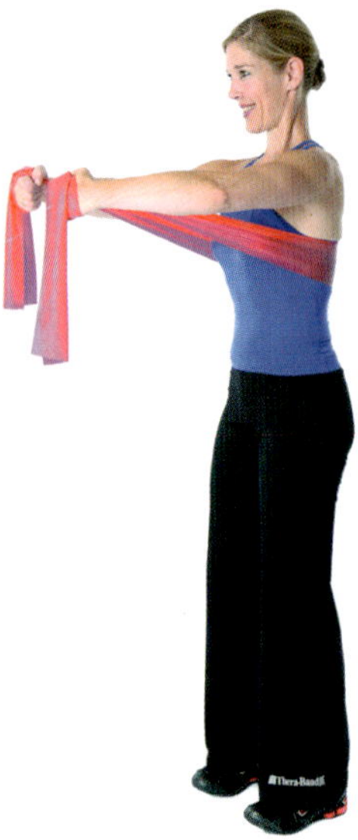

Gesundes Rumpftraining

Das Band hinten um den Oberkörper spannen. Bandenden mit gebeugten Ellenbogen greifen, vor dem Körper zusammenführen

Bauchmuskeln kräftigen
In Rückenlage Beine rechtwinklig abwinkeln.Bandmitte um Fußsohlen wickeln, Bandenden greifen und um den Nacken legen. Den Oberkörper leicht anheben und wieder senken

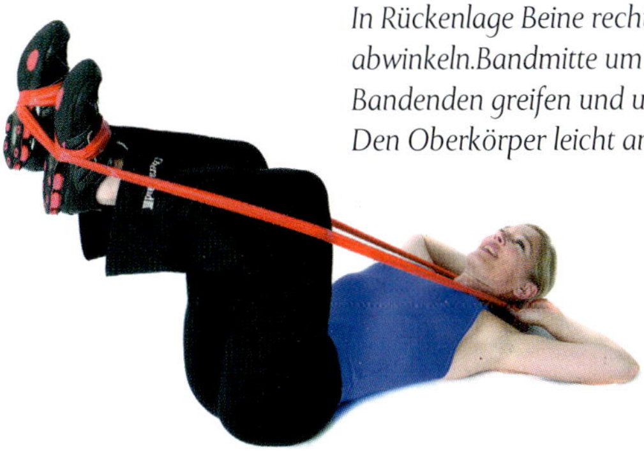

Beinmuskeln aufbauen
Parallelstand mit einem Fuß auf beiden Bandenden, der andere Fuß befindet sich in der Bandschlaufe. Beine ausspreizen, wieder zusammmenführen

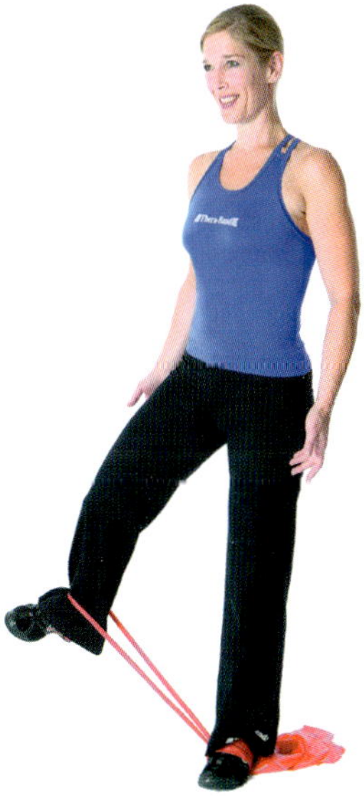

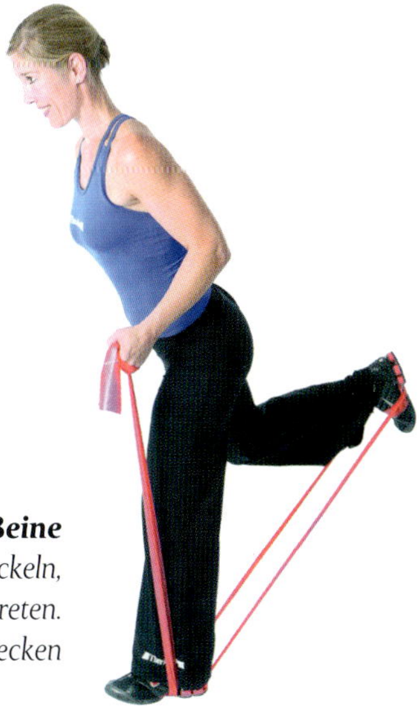

Noch eine Übung für die Beine
Band um den hinteren Fuß wickeln, mit dem vorderen Fuß auf die Bandenden treten. Bein beugen und nach hinten ausstrecken

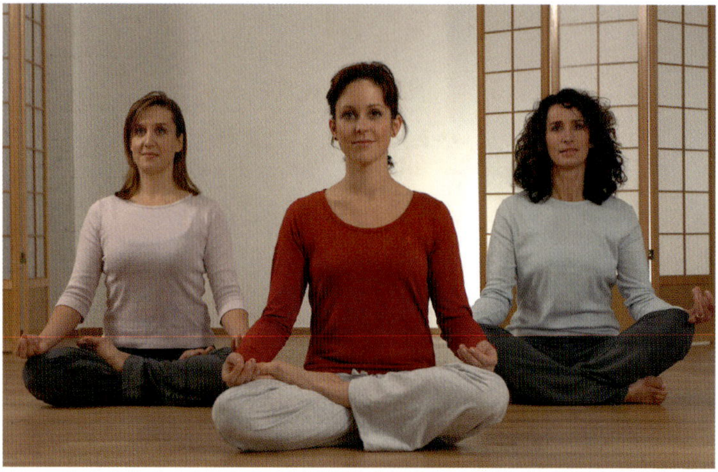

Entspannungsübungen entlasten den Bewegungsapparat

DIE 10 BESTEN TIPPS FÜR EINEN GESUNDEN BEWEGUNGSAPPARAT

1) Täglich mindestens 20 Minuten Bewegung in frischer Luft: gehen, joggen, Nordic Walking usw.

2) Außerdem täglich zweimal 3 Minuten Übungen für den Bewegungsapparat ausführen.

3) Ein mögliches Übergewicht abbauen.

4) Beim Arbeiten am Schreibtisch in aufrechter Haltung sitzen. Pausen einlegen.

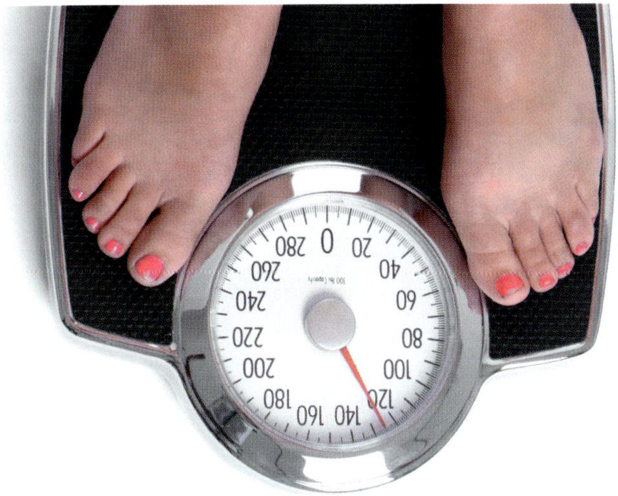

5) Beim Autofahren den Lendenwirbelbereich gut abstützen.

6) Schwere Gegenstände vor dem Körper anheben, also niemals seitlich verdreht.

7) Beim Kauf einer Matratze im Fachgeschäft beraten lassen. Die Aktion Gesunder Rücken e.V. hilft (www.agr-ev.de). Schultern sollten in Seitenlage einsinken, die Wirbelsäule muss gerade verlaufen.

8) Ernährung umstellen auf gesunde, nährstoffreiche Kost: Vollkornprodukte, Naturreis, viel Obst und Gemüse.

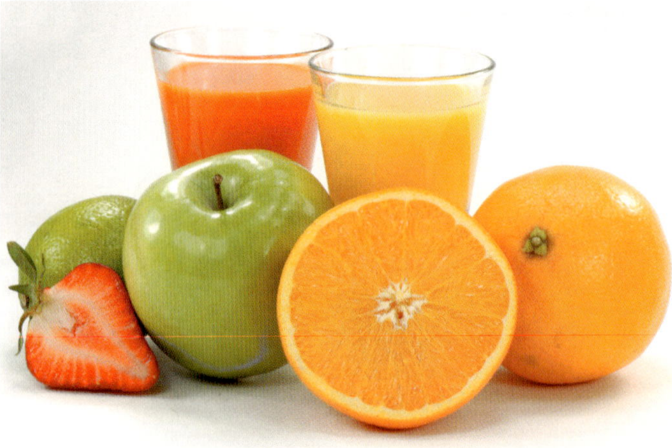

9) Omega-3-Fettsäuren (in Fisch, Oliven, Avocado, Tofu, Hülsenfrüchten, Pflanzenölen) stimulieren die Synthese von Prostaglandinen, die helfen können, Entzündungen abzubauen.

10) Auf Genussgifte wie Nikotin, Kaffee, schwarzer Tee, sowie auf eine zu salzreiche Kost verzichten.

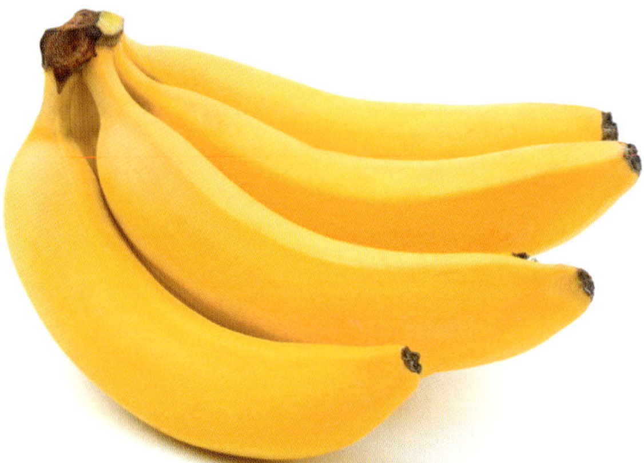

WICHTIGE ADRESSEN

Bundesselbsthilfeverband für Osteoporose e.V.
Kirchfeldstraße 149, 40215 Düsseldorf
www.osteoporose-deutschland.de
Telefon: 0211/3013140

Deutsche Arthrose-Hilfe e.V.
Postfach 110551, 60040 Frankfurt am Main
www.arthrose.de
Telefon: 06831/946677

Deutsche Gesellschaft für Schmerztherapie e.V
Adenauerstraße 18, 61440 Oberursel
www.dgschmerztherapie.de
Telefon: 06171/286060

Gesellschaft für Osteopathie in Deutschland
Wandalenweg 14-20, 20097 Hamburg
www.osteopathie.com
Telefon: 040/230466

Wirbelsäulenliga e.V.
Widenmayerstraße 29, 80538 München
www.wirbelsaeulenliga.de
Telefon: 089/210969-66

LITERATURNACHWEIS

Bender, D.A.: Nutritional Biochemistry of the Vitamins. Cambridge University Press

Diehlmann, W., Bandick, J.: Die Gelenksilhouette. Informationsportal der Röntgendiagnostik. Springer-Verlag

Frisch, H.: Programmierte Untersuchung des Bewegungsapparates. Springer-Verlag

Geesing, H.: Pep-up für Körper und Seele, BLV, München-Wien-Zürich

Geesing H.: Herz-Fit, Herbig-Verlag

Geesing H.: Immuntraining, Herbig-Verlag

Geesing, H.: Gegen Viren wehren. Herbig-Verlag

Geesing, H.: Enzyme. Herbig-Verlag

Greenstein B.: Endocrinology at a Glance. Blackwell Science, Oxford

Hall Z.: Molecular Neurobiology. Sinauer Associates, Sunderland (Massachusetts)

Hohmann, J., Kügelgen, B.: Neuroorthopädie 2. Lendenwirbelsäulenerkrankungen mit Beteiligung des Nervensystems. Springer-Verlag

Jerosch, J., Castro, H.M.W.: Orthopädisch-Traumatologische Gelenkdiagnostik. Enke-Verlag

Kubale-Schröder, Dehler: Funktionsabhängige Beschwerdebilder des Bewegungsapparats.

Niestroj, I.: Rheuma-Stopp, Herbig-Verlag

Niestroj, I.: Gesund trotz Gift, Herbig-Verlag

Nestroj, I.: Aufrecht durchs Leben. Herbig-Verlag

Niestroj, I.: Süßer Schlaf. Klaus Oberbeil Verlag

Niestroj, I.: Praxis der Orthomolekularen Medizin. Hippokrates-Verlag

Niestroj, I.: Natürliche Medizin speziell für Frauen. Herbig-Verlag

Niestroj, I.: Vital Plus. Herbig-Verlag

Niestroj, I.: Natürlich gesünder. Herbig-Verlag

Pflugbeil, K., Niestroj I.: Das innere Dreieck. Herbig-Verlag

Pflugbeil, K., Niestroj I.: Schutzorgan Haut. BLV, München-Wien-Zürich

Pflugbeil K.: Die Bio-Uhr. Herbig-Verlag

Pflugbeil K., Niestroj I.: Immun durch positives Denken. Herbig-Verlag

Richter, Ph., Hebgeb E.: Triggerpunkte und Muskelfunktionskette in der Osteopathie und manuellen Therapie. Hippokrates-Verlag

Shils M., Olson J., Shike M.: Modern Nutrition in Health and Disease. Lea-Febiger; Philadelphia

Strak, D.: Vergleichende Anatomie der Wirbeltiere auf evolutionsbiologischer Grundlage. Springer-Verlag

Streck-Focke, Klimpel, N.: Manuelle Therapie und Komplexe Rehabilitation. Springer-Verlag

J.E. Upledger, J.D. Vredevoogd
Lehrbuch der Craniosacral-Therapie. Haug Verlag

Wessells N.K., Hopson J.L.: Biology. Random House, New York

William, M.H.: Nutrition for Health, Fitness & Sport. McGraw-Hill, Boston

Winkel, D.: Nichtoperative Orthopädie Teil Diagnostik und Therapie der Wirbelsäule. Gustav Fischer-Verlag

Wolf, O.: Angewandte Manuelle Therapie. Band 1. Halswirbelsäule-Kiefergelenk-Schultergelenk-Ellenbogen-Hand. Urban & Fischer Verlag

STICHWORTREGISTER